ADMINISTRATION
5, Villa Niel - PARIS. (XVIIe)

LE LIVRET DE SANTÉ DE L'ENFANT ET DE LA FAMILLE

TÉLÉPHONE
557-23

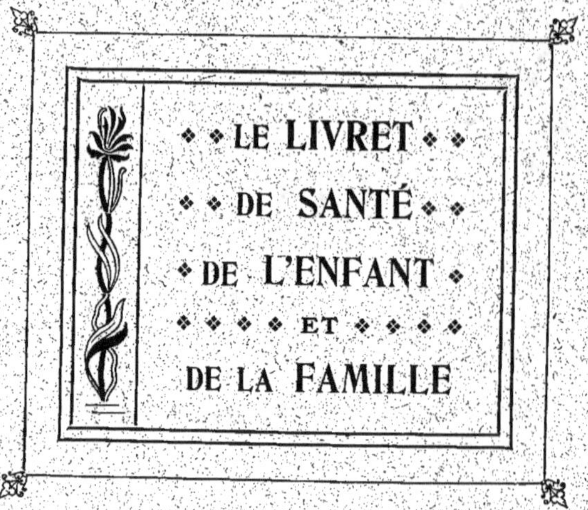
LE LIVRET
DE SANTÉ
DE L'ENFANT
ET
DE LA FAMILLE

Le

LIVRET de SANTÉ

de L'ENFANT

ET DE

la FAMILLE

Édition 1906-1907

PRÉFACE

Le Livret de Santé *nous semble répondre au désir si souvent et si unanimement exprimé par le corps médical.*

Prendre le nouveau-né à son premier jour, le suivre pas à pas, sans le perdre un instant de vue, dans toutes les manifestations de sa croissance, dans les phénomènes si complexes de sa vie physique, n'est-ce pas là constituer la comptabilité exacte de la santé de l'enfant, et réunir une série de documents précis qui seront pour le médecin, à l'heure où il sera nécessaire de l'appeler, les éléments certains de son diagnostic ?

Que l'on veuille bien nous permettre de dire que notre idée nous paraît posséder le double mérite de l'originalité et de la nouveauté. On a songé, dans les hautes sphères gouvernementales, à faire rédiger par les établissements d'instruction publique un livret de santé des élèves ; mais, sans la confection préalable du Livret de Santé *de l'enfant, le* Livret de Santé *de l'élève serait privé de sa base initiale et ne répondrait qu'imparfaitement au but qui a été recherché. Il ne serait plus, en effet, qu'un livre auquel manqueraient les premières pages et dont le sens général deviendrait en partie inintelligible.*

La mère est seule compétente pour combler cette lacune. C'est à elle qu'appartient l'enfant pendant ses premières années ; elle est sa compagne de toutes les heures, sa surveillante attentive et dévouée, sa garde-malade infatigable. Rien n'échappe à sa vigilante attention, et c'est, sous son contrôle presque exclusif, que se forme, grandit et s'améliore l'enfant, petit être essentiellement imparfait.

Le Livret de Santé *sera pour les mères un guide sûr et complet qui leur permettra d'accomplir leur tâche avec autant de méthode que de facilité.*

Il réunit, pour la première fois, une série de documents, de tableaux, de notes, jusqu'ici épars et d'une conservation difficile, alors que leur inspection, à des époques souvent lointaines, présente cependant le plus sérieux intérêt, pour le malade ou le docteur appelé à lui donner ses soins.

L'enfant, objet d'une sollicitude constante et si nécessaire, sera facilement suivi et surveillé dans toutes les formes de son évolution : Poids, taille, dentition, etc.

Les Feuilles de maladies ; les Feuilles d'ordonnances avec régime alimentaire au verso ; les Feuilles de température, etc., rendront des services qu'il serait superflu de mettre en évidence.

Toutes les mères liront avec plaisir et avec fruit de très complètes Notes sur l'Hygiène, rédigées en vue de supprimer bien des hésitations, de calmer des inquiétudes trop fréquentes.

Dans chaque famille, le LIVRET DE SANTÉ est aussi indispensable que le grand livre pour un caissier, le livret militaire pour un soldat, ou le livre de comptes pour une ménagère.

C'est aux mères soucieuses de la santé de leurs enfants que nous nous adressons ; c'est sous leur patronage naturel que nous plaçons notre livre.

DOCUMENTS & GRAPHIQUES

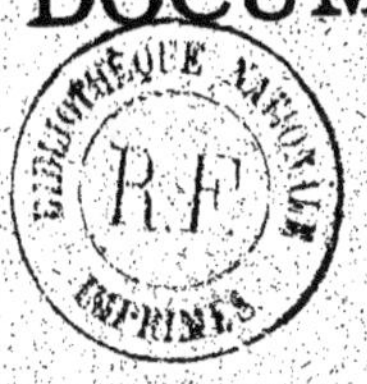

PREMIÈRE PARTIE

État civil de la famille. — Livret d'accroissement de l'enfant jusqu'à sa 12ᵉ année incluse. — Fiche d'ensemble récapitulative. — Feuilles de poids par semaine pour les 12 premiers mois et de 1 an à 20 ans. — Tableaux d'accroissement du poids comparé à l'accroissement moyen pour les 12 premiers mois et de 1 an à 20 ans. — Feuilles de poids, parents et enfants. — La taille et son développement moyen. — Feuilles de taille pour les 12 premiers mois et de 1 an à 20 ans. — Toises. — Les dents. — Tableau d'apparition des dents. — Comptabilité des maladies. — La température du corps. — Feuilles de température. — Feuilles d'ordonnances avec feuilles de régime alimentaire.

ÉTAT CIVIL
de la famille

MONSIEUR	**MADAME**
Nom	Nom
Prénoms	Prénoms
Né le	Née le
à :	à :
Place pour la photographie de Monsieur	Place pour la photographie de Madame

1ᵉʳ ENFANT	**2ᵉ ENFANT**
Nom	Nom
Prénoms	Prénoms
Né le	Né le
à :	à :
Place pour la photographie du 1ᵉʳ enfant	Place pour la photographie du 2ᵉ enfant

PREMIER ENFANT

Livret d'accroissement

Noms et prénoms : _______________

____

Né le _______________

à ___ heure ___ minutes du ___

A _______________

Rue _______________

Département _______________

Circonstances spéciales de la naissance :

____

____

____

____

____

____

____

____

Poids _______________

Taille _______________

PREMIÈRE ANNÉE

Jours et Dates	Petits événements de la vie du bébé (Incidents de santé, vaccin, dents, etc.)
1ᵉʳ j.	
2ᵉ	
3ᵉ	
4ᵉ	
5ᵉ	
6ᵉ	
7ᵉ	

Première semaine : Poids : ___ kg. ___ gr.
Augmentation hebdomadaire _______________
Moyenne quotidienne d'augment. _______________

DEUXIÈME ENFANT

Livret d'accroissement

Noms et prénoms : _______________

____

Né le _______________

à ___ heure ___ minutes du ___

A _______________

Ru _______________

Département _______________

Circonstances spéciales de la naissance :

____

____

____

____

____

____

____

____

Poids _______________

Taille _______________

PREMIÈRE ANNÉE

Jours et Dates	Petits événements de la vie de bébé (Incidents de santé, vaccin, dents, etc.)
1ᵉʳ j.	
2ᵉ	
3ᵉ	
4ᵉ	
5ᵉ	
6ᵉ	
7ᵉ	

Première semaine : Poids : ___ kg. ___ gr.
Augmentation hebdomadaire _______________
Moyenne quotidienne d'augment. _______________

PREMIER ENFANT		DEUXIÈME ENFANT	
Jours et Dates	Petits événements de la vie du b. b. (incidents de santé, vaccin, dents, etc.)	Jours et Dates	Petits événements de la vie du bébé (incidents de santé, vaccin, dents, etc.)
8e j.		8e j.	
9e		9e	
10e		10e	
11e		11e	
12e		12e	
13e		13e	
14e		14e	

2e semaine. Poids : ___ kg. ___ gr.
Augmentation hebdomadaire ___
Moyenne quotidienne d'augment. ___

15e j.		15e j.	
16e		16e	
17e		17e	
18e		18e	
19e		19e	
20e		20e	
21e		21e	

3e semaine. Poids : ___ kg. ___ gr.
Augmentation hebdomadaire ___
Moyenne quotidienne d'augment. ___

22e j.		22e j.	
23e		23e	
24e		24e	
25e		25e	
26e		26e	
27e		27e	
28e		28e	

4e semaine. Poids : ___ kg. ___ gr.
Augmentation hebdomadaire ___
Moyenne quotidienne d'augment. ___

29e		29e j.	
30e		30e	
31e		31e	
32e		32e	
33e		33e	
34e		34e	
35e		35e	

5e semaine. Poids : ___ kg. ___ gr.
Augmentation hebdomadaire ___
Moyenne quotidienne d'augment. ___

PREMIER ENFANT		DEUXIÈME ENFANT	
Jours et Dates	Petits événements de la vie du bébé (Incidents de santé, vaccin, dents, etc.)	Jours et Dates	Petits événements de la vie du bébé (incidents de santé, vaccin, dents, etc.)
36e j.		36e j.	
37e		37e	
38e		38e	
39e		39e	
40e		40e	
41e		41e	
42e		42e	

6e semaine. Poids : ___ kg. ___ gr.
Augmentation hebdomadaire ___
Moyenne quotidienne d'augment. ___

6e semaine. Poids : ___ kg. ___ gr.
Augmentation hebdomadaire ___
Moyenne quotidienne d'augment. ___

43e j.		43e j.	
44e		44e	
45e		45e	
46e		46e	
47e		47e	
48e		48e	
49e		49e	

7e semaine. Poids : ___ kg. ___ gr.
Augmentation hebdomadaire ___
Moyenne quotidienne d'augment. ___

7e semaine. Poids : ___ kg. ___ gr.
Augmentation hebdomadaire ___
Moyenne quotidienne d'augment. ___

50e j.		50e j.	
51e		51e	
52e		52e	
53e		53e	
54e		54e	
55e		55e	
56e		56e	

8e semaine. Poids : ___ kg. ___ gr.
Augmentation hebdomadaire ___
Moyenne quotidienne d'augment. ___

8e semaine. Poids : ___ kg. ___ gr.
Augmentation hebdomadaire ___
Moyenne quotidienne d'augment. ___

57e		57e j.	
58e		58e	
59e		59e	
60e		60e	
61e		61e	
62e		62e	
63e		63e	

9e semaine. Poids : ___ kg. ___ gr.
Augmentation hebdomadaire ___
Moyenne quotidienne d'augment. ___

9e semaine. Poids : ___ kg. ___ gr.
Augmentation hebdomadaire ___
Moyenne quotidienne d'augment. ___

PREMIER ENFANT		DEUXIÈME ENFANT	
Jours et Dates	Petits événements de la vie du bébé (incidents de santé, vaccin, dents, etc.)	Jours et Dates	Petits événements de la vie du bébé (incidents de santé, vaccin, dents, etc.)
64e j.		64e j.	
65e		65e	
66e		66e	
67e		67e	
68e		68e	
69e		69e	
70e		70e	

10e semaine. Poids : ___ kg. ___ gr.
Augmentation hebdomadaire ___
Moyenne quotidienne d'augment. ___

10e semaine. Poids : ___ kg. ___ gr.
Augmentation hebdomadaire ___
Moyenne quotidienne d'augment. ___

71e j.		71e j.	
72e		72e	
73e		73e	
74e		74e	
75e		75e	
76e		76e	
77e		77e	

11e semaine. Poids : ___ kg. ___ gr.
Augmentation hebdomadaire ___
Moyenne quotidienne d'augment. ___

11e semaine. Poids : ___ kg. ___ gr.
Augmentation hebdomadaire ___
Moyenne quotidienne d'augment. ___

78e j.		78e j.	
79e		79e	
80e		80e	
81e		81e	
82e		82e	
83e		83e	
84e		84e	

12e semaine. Poids : ___ kg. ___ gr.
Augmentation hebdomadaire ___
Moyenne quotidienne d'augment. ___

12e semaine. Poids : ___ kg. ___ gr.
Augmentation hebdomadaire ___
Moyenne quotidienne d'augment. ___

85e		85e j.	
86e		86e	
87e		87e	
88e		88e	
89e		89e	
90e		90e	
91e		91e	

13e semaine. Poids : ___ kg. ___ gr.
Augmentation hebdomadaire ___
Moyenne quotidienne d'augment. ___

13e semaine. Poids : ___ kg. ___ gr.
Augmentation hebdomadaire ___
Moyenne quotidienne d'augment. ___

<table>
<tr><th colspan="2">PREMIER ENFANT</th><th colspan="2">DEUXIÈME ENFANT</th></tr>
<tr><th>Jours et Dates</th><th>Petits événements de la vie du bébé (incidents de santé, vaccin, dents, etc.)</th><th>Jours et Dates</th><th>Petits événements de la vie du bébé (incidents de santé, vaccin, dents, etc.)</th></tr>
</table>

PREMIER ENFANT — Jours et Dates / Petits événements de la vie du bébé (incidents de santé, vaccin, dents, etc.)

DEUXIÈME ENFANT — Jours et Dates / Petits événements de la vie du bébé (incidents de santé, vaccin, dents, etc.)

Jours et Dates		Jours et Dates	
92e j.		92e j.	
93e		93e	
94e		94e	
95e		95e	
96e		96e	
97e		97e	
98e		98e	

14e semaine. Poids : ____ kg. ____ gr.
Augmentation hebdomadaire ____
Moyenne quotidienne d'augment. ____

14e semaine. Poids : ____ kg. ____ gr.
Augmentation hebdomadaire ____
Moyenne quotidienne d'augment. ____

99e j.		99e j.	
100e		100e	
101e		101e	
102e		102e	
103e		103e	
104e		104e	
105e		105e	

15e semaine. Poids : ____ kg. ____ gr.
Augmentation hebdomadaire ____
Moyenne quotidienne d'augment. ____

15e semaine. Poids : ____ kg. ____ gr.
Augmentation hebdomadaire ____
Moyenne quotidienne d'augment. ____

106e j.		106e j.	
107e		107e	
108e		108e	
109e		109e	
110e		110e	
111e		111e	
112e		112e	

16e semaine. Poids : ____ kg. ____ gr.
Augmentation hebdomadaire ____
Moyenne quotidienne d'augment. ____

16e semaine. Poids : ____ kg. ____ gr.
Augmentation hebdomadaire ____
Moyenne quotidienne d'augment. ____

113e j.		113e j.	
114e		114e	
115e		115e	
116e		116e	
117e		117e	
118e		118e	
119e		119e	

17e semaine. Poids : ____ kg. ____ gr.
Augmentation hebdomadaire ____
Moyenne quotidienne d'augment. ____

17e semaine. Poids : ____ kg. ____ gr.
Augmentation hebdomadaire ____
Moyenne quotidienne d'augment. ____

PREMIER ENFANT		DEUXIÈME ENFANT	
Jours et Dates	Petits événements de la vie du bébé (Incidents de santé, vaccin, dents, etc.)	Jours et Dates	Petits événements de la vie du bébé (Incidents de santé, vaccin, dents, etc.)
120° j.		120° j.	
121°		121°	
122°		122°	
123°		123°	
124°		124°	
125°		125°	
126°		126°	

18° semaine. Poids : ___ kg ___ gr.
Augmentation hebdomadaire ___
Moyenne quotidienne d'augment. ___

18° semaine. Poids : ___ kg ___ gr.
Augmentation hebdomadaire ___
Moyenne quotidienne d'augment. ___

127° j.		127° j.	
128°		128°	
129°		129°	
130°		130°	
131°		131°	
132°		132°	
133°		133°	

19° semaine. Poids : ___ kg ___ gr.
Augmentation hebdomadaire ___
Moyenne quotidienne d'augment. ___

19° semaine. Poids : ___ kg ___ gr.
Augmentation hebdomadaire ___
Moyenne quotidienne d'augment. ___

134° j.		134° j.	
135°		135°	
136°		136°	
137°		137°	
138°		138°	
139°		139°	
140°		140°	

20° semaine. Poids : ___ kg ___ gr.
Augmentation hebdomadaire ___
Moyenne quotidienne d'augment. ___

20° semaine. Poids : ___ kg ___ gr.
Augmentation hebdomadaire ___
Moyenne quotidienne d'augment. ___

141°		141° j.	
142°		142°	
143°		143°	
144°		144°	
145°		145°	
146°		146°	
147°		147°	

21° semaine. Poids : ___ kg ___ gr.
Augmentation hebdomadaire ___
Moyenne quotidienne d'augment. ___

21° semaine. Poids : ___ kg ___ gr.
Augmentation hebdomadaire ___
Moyenne quotidienne d'augment. ___

PREMIER ENFANT		DEUXIÈME ENFANT	
Jours et Dates	Petits événements de la vie du bébé (incidents de santé, vaccin, dents, etc.)	Jours et Dates	Petits événements de la vie du bébé (incidents de santé, vaccin, dents, etc.)
148e j.		148e j.	
149e		149e	
150e		150e	
151e		151e	
152e		152e	
153e		153e	
154e		154e	

22e semaine. Poids : ___ kg. ___ gr.
Augmentation hebdomadaire ________
Moyenne quotidienne d'augment. ________

PREMIER ENFANT		DEUXIÈME ENFANT	
155e j.		155e j.	
156e		156e	
157e		157e	
158e		158e	
159e		159e	
160e		160e	
161e		161e	

23e semaine. Poids : ___ kg. ___ gr.
Augmentation hebdomadaire ________
Moyenne quotidienne d'augment. ________

PREMIER ENFANT		DEUXIÈME ENFANT	
162e j.		162e j.	
163e		163e	
164e		164e	
165e		165e	
166e		166e	
167e		167e	
168e		168e	

24e semaine. Poids : ___ kg. ___ gr.
Augmentation hebdomadaire ________
Moyenne quotidienne d'augment. ________

PREMIER ENFANT		DEUXIÈME ENFANT	
169e		169e j.	
170e		170e	
171e		171e	
172e		172e	
173e		173e	
174e		174e	
175e		175e	

25e semaine. Poids : ___ kg. ___ gr.
Augmentation hebdomadaire ________
Moyenne quotidienne d'augment. ________

<table>
<tr><td colspan="2">PREMIER ENFANT</td><td colspan="2">DEUXIÈME ENFANT</td></tr>
<tr><td>Jours et Dates</td><td>Petits événements de la vie du bébé (incidents de santé, vaccin, dents, etc.)</td><td>Jours et Dates</td><td>Petits événements de la vie du bébé (incidents de santé, vaccin, dents, etc.)</td></tr>
</table>

PREMIER ENFANT — Jours et Dates / Petits événements de la vie du bébé (incidents de santé, vaccin, dents, etc.)

176e j.
177e
178e
179e
180e
181e
182e

26e semaine.   Poids : ____ kg. ____ gr.
Augmentation hebdomadaire ____
Moyenne quotidienne d'augment. ____

183e j.
184e
185e
186e
187e
188e
189e

27e semaine.   Poids : ____ kg. ____ gr.
Augmentation hebdomadaire ____
Moyenne quotidienne d'augment. ____

190e j.
191e
192e
193e
194e
195e
196e

28e semaine.   Poids : ____ kg. ____ gr.
Augmentation hebdomadaire ____
Moyenne quotidienne d'augment. ____

197e
198e
199e
200e
201e
202e
203e

29e semaine.   Poids : ____ kg. ____ gr.
Augmentation hebdomadaire ____
Moyenne quotidienne d'augment. ____

DEUXIÈME ENFANT — Jours et Dates / Petits événements de la vie du bébé (incidents de santé, vaccin, dents, etc.)

176e j.
177e
178e
179e
180e
181e
182e

26e semaine.   Poids : ____ kg. ____ gr.
Augmentation hebdomadaire ____
Moyenne quotidienne d'augment. ____

183e j.
184e
185e
186e
187e
188e
189e

27e semaine.   Poids : ____ kg. ____ gr.
Augmentation hebdomadaire ____
Moyenne quotidienne d'augment. ____

190e j.
191e
192e
193e
194e
195e
196e

28e semaine.   Poids : ____ kg. ____ gr.
Augmentation hebdomadaire ____
Moyenne quotidienne d'augment. ____

197e j.
198e
199e
200e
201e
202e
203e

29e semaine.   Poids : ____ kg. ____ gr.
Augmentation hebdomadaire ____
Moyenne quotidienne d'augment. ____

2

PREMIER ENFANT		DEUXIÈME ENFANT	
Jours et Dates	Petits événements de la vie du bébé (incidents de santé, vaccin, dents, etc.)	Jours et Dates	Petits événements de la vie du bébé (incidents de santé, vaccin, dents, etc.)
204e j.		204e j.	
205e		205e	
206e		206e	
207e		207e	
208e		208e	
209e		209e	
210e		210e	

30e semaine. Poids : ___ kg. ___ gr.
Augmentation hebdomadaire ___
Moyenne quotidienne d'augment. ___

30e semaine. Poids : ___ kg. ___ gr.
Augmentation hebdomadaire ___
Moyenne quotidienne d'augment. ___

211e j.		211e j.	
212e		212e	
213e		213e	
214e		214e	
215e		215e	
216e		216e	
217e		217e	

31e semaine. Poids : ___ kg. ___ gr.
Augmentation hebdomadaire ___
Moyenne quotidienne d'augment. ___

31e semaine. Poids : ___ kg. ___ gr.
Augmentation hebdomadaire ___
Moyenne quotidienne d'augment. ___

218e j.		218e j.	
219e		219e	
220e		220e	
221e		221e	
222e		222e	
223e		223e	
224e		224e	

32e semaine. Poids : ___ kg. ___ gr.
Augmentation hebdomadaire ___
Moyenne quotidienne d'augment. ___

32e semaine. Poids : ___ kg. ___ gr.
Augmentation hebdomadaire ___
Moyenne quotidienne d'augment. ___

225e		225e j.	
226e		226e	
227e		227e	
228e		228e	
229e		229e	
230e		230e	
231e		231e	

33e semaine. Poids : ___ kg. ___ gr.
Augmentation hebdomadaire ___
Moyenne quotidienne d'augment. ___

33e semaine. Poids : ___ kg. ___ gr.
Augmentation hebdomadaire ___
Moyenne quotidienne d'augment. ___

PREMIER ENFANT		DEUXIÈME ENFANT	
Jours et Dates	Petits événements de la vie du bébé (incidents de santé, vaccin, dents, etc.)	Jours et Dates	Petits événements de la vie du bébé (incidents de santé, vaccin, dents, etc.)
232e j.		232e j.	
233e		233e	
234e		234e	
235e		235e	
236e		236e	
237e		237e	
238e		238e	

34e semaine. Poids : ____ kg. ____ gr.
Augmentation hebdomadaire ____
Moyenne quotidienne d'augment. ____

34e semaine. Poids : ____ kg. ____ gr.
Augmentation hebdomadaire ____
Moyenne quotidienne d'augment. ____

239e j.		239e j.	
240e		240e	
241e		241e	
242e		242e	
243e		243e	
244e		244e	
245e		245e	

35e semaine. Poids : ____ kg. ____ gr.
Augmentation hebdomadaire ____
Moyenne quotidienne d'augment. ____

35e semaine. Poids : ____ kg. ____ gr.
Augmentation hebdomadaire ____
Moyenne quotidienne d'augment. ____

246e j.		246e j.	
247e		247e	
248e		248e	
249e		249e	
250e		250e	
251e		251e	
252e		252e	

36e semaine. Poids : ____ kg. ____ gr.
Augmentation hebdomadaire ____
Moyenne quotidienne d'augment. ____

36e semaine. Poids : ____ kg. ____ gr.
Augmentation hebdomadaire ____
Moyenne quotidienne d'augment. ____

253e		253e j.	
254e		254e	
255e		255e	
256e		256e	
257e		257e	
258e		258e	
259e		259e	

37e semaine. Poids : ____ kg. ____ gr.
Augmentation hebdomadaire ____
Moyenne quotidienne d'augment. ____

37e semaine. Poids : ____ kg. ____ gr.
Augmentation hebdomadaire ____
Moyenne quotidienne d'augment. ____

PREMIER ENFANT		DEUXIÈME ENFANT	
Jours et Dates	Petits événements de la vie du bébé (incidents de santé, vaccin, dents, etc.)	Jours et Dates	Petits événements de la vie du bébé (incidents de santé, vaccin, dents, etc.)
260e j.		260e j.	
261e		261e	
262e		262e	
263e		263e	
264e		264e	
265e		265e	
266e		266e	
38e semaine. Poids : ___ kg. ___ gr.		**38e semaine.** Poids : ___ kg. ___ gr.	
Augmentation hebdomadaire ___		Augmentation hebdomadaire ___	
Moyenne quotidienne d'augment. ___		Moyenne quotidienne d'augment. ___	
267e j.		267e j.	
268e		268e	
269e		269e	
270e		270e	
271e		271e	
272e		272e	
273e		273e	
39e semaine. Poids : ___ kg. ___ gr.		**39e semaine.** Poids : ___ kg. ___ gr.	
Augmentation hebdomadaire ___		Augmentation hebdomadaire ___	
Moyenne quotidienne d'augment. ___		Moyenne quotidienne d'augment. ___	
274e j.		274e j.	
275e		275e	
276e		276e	
277e		277e	
278e		278e	
279e		279e	
280e		280e	
40e semaine. Poids : ___ kg. ___ gr.		**40e semaine.** Poids : ___ kg. ___ gr.	
Augmentation hebdomadaire ___		Augmentation hebdomadaire ___	
Moyenne quotidienne d'augment. ___		Moyenne quotidienne d'augment. ___	
281e		281e j.	
282e		282e	
283e		283e	
284e		284e	
285e		285e	
286e		286e	
287e		287e	
41e semaine. Poids : ___ kg. ___ gr.		**41e semaine.** Poids : ___ kg. ___ gr.	
Augmentation hebdomadaire ___		Augmentation hebdomadaire ___	
Moyenne quotidienne d'augment. ___		Moyenne quotidienne d'augment. ___	

PREMIER ENFANT		DEUXIÈME ENFANT	
Jours et Dates	**Petits événements de la vie du bébé** (incidents de santé, vaccin, dents, etc.)	**Jours et Dates**	**Petits événements de la vie du bébé** (incidents de santé, vaccin, dents, etc.)
288e j.		288e j.	
289e		289e	
290e		290e	
291e		291e	
292e		292e	
293e		293e	
294e		294e	

42e semaine. Poids : —— kg. —— gr.
Augmentation hebdomadaire ————
Moyenne quotidienne d'augment. ————

295e j.		295e j.	
296e		296e	
297e		297e	
298e		298e	
299e		299e	
300e		300e	
301e		301e	

43e semaine. Poids : —— kg. —— gr.
Augmentation hebdomadaire ————
Moyenne quotidienne d'augment. ————

302e j.		302e j.	
303e		303e	
304e		304e	
305e		305e	
306e		306e	
307e		307e	
308e		308e	

44e semaine. Poids : —— kg. —— gr.
Augmentation hebdomadaire ————
Moyenne quotidienne d'augment. ————

309e		309e j.	
310e		310e	
311e		311e	
312e		312e	
313e		313e	
314e		314e	
315e		315e	

45e semaine. Poids : —— kg. —— gr.
Augmentation hebdomadaire ————
Moyenne quotidienne d'augment. ————

<table>
<tr><th colspan="2">PREMIER ENFANT</th><th colspan="2">DEUXIÈME ENFANT</th></tr>
<tr><th>Jours et Dates</th><th>Petits événements de la vie du bébé (incidents de santé, vaccin, dents, etc.)</th><th>Jours et Dates</th><th>Petits événements de la vie du bébé (incidents de santé, vaccin, dents, etc.)</th></tr>
<tr><td>316e j.</td><td></td><td>316e j.</td><td></td></tr>
<tr><td>317e</td><td></td><td>317e</td><td></td></tr>
<tr><td>318e</td><td></td><td>318e</td><td></td></tr>
<tr><td>319e</td><td></td><td>319e</td><td></td></tr>
<tr><td>320e</td><td></td><td>320e</td><td></td></tr>
<tr><td>321e</td><td></td><td>321e</td><td></td></tr>
<tr><td>322e</td><td></td><td>322e</td><td></td></tr>
</table>

46e semaine. Poids : ___ kg. ___ gr.
Augmentation hebdomadaire ___
Moyenne quotidienne d'augment. ___

46e semaine. Poids : ___ kg. ___ gr.
Augmentation hebdomadaire ___
Moyenne quotidienne d'augment. ___

<table>
<tr><td>323e j.</td><td></td><td>323e j.</td><td></td></tr>
<tr><td>324e</td><td></td><td>324e</td><td></td></tr>
<tr><td>325e</td><td></td><td>325e</td><td></td></tr>
<tr><td>326e</td><td></td><td>326e</td><td></td></tr>
<tr><td>327e</td><td></td><td>327e</td><td></td></tr>
<tr><td>328e</td><td></td><td>328e</td><td></td></tr>
<tr><td>329e</td><td></td><td>329e</td><td></td></tr>
</table>

47e semaine. Poids : ___ kg. ___ gr.
Augmentation hebdomadaire ___
Moyenne quotidienne d'augment. ___

47e semaine. Poids : ___ kg. ___ gr.
Augmentation hebdomadaire ___
Moyenne quotidienne d'augment. ___

<table>
<tr><td>330e j.</td><td></td><td>330e j.</td><td></td></tr>
<tr><td>331e</td><td></td><td>331e</td><td></td></tr>
<tr><td>332e</td><td></td><td>332e</td><td></td></tr>
<tr><td>333e</td><td></td><td>333e</td><td></td></tr>
<tr><td>334e</td><td></td><td>334e</td><td></td></tr>
<tr><td>335e</td><td></td><td>335e</td><td></td></tr>
<tr><td>336e</td><td></td><td>336e</td><td></td></tr>
</table>

48e semaine. Poids : ___ kg. ___ gr.
Augmentation hebdomadaire ___
Moyenne quotidienne d'augment. ___

48e semaine. Poids : ___ kg. ___ gr.
Augmentation hebdomadaire ___
Moyenne quotidienne d'augment. ___

<table>
<tr><td>337e</td><td></td><td>337e j.</td><td></td></tr>
<tr><td>338e</td><td></td><td>338e</td><td></td></tr>
<tr><td>339e</td><td></td><td>339e</td><td></td></tr>
<tr><td>340e</td><td></td><td>340e</td><td></td></tr>
<tr><td>341e</td><td></td><td>341e</td><td></td></tr>
<tr><td>342e</td><td></td><td>342e</td><td></td></tr>
<tr><td>343e</td><td></td><td>343e</td><td></td></tr>
</table>

49e semaine. Poids : ___ kg. ___ gr.
Augmentation hebdomadaire ___
Moyenne quotidienne d'augment. ___

49e semaine. Poids : ___ kg. ___ gr.
Augmentation hebdomadaire ___
Moyenne quotidienne d'augment. ___

— 23 —

PREMIER ENFANT		DEUXIEME ENFANT	
Jours et Dates	Petits évènements de la vie du bébé (incidents de santé, vaccin, dents, etc.)	Jours et Dates	Petits évènements de la vie du bébé (incidents de santé, vaccin, dents, etc.)
344e j.		344e j.	
345		345e	
346e		346e	
347e		347e	
348e		348e	
349e		349e	
350e		350e	

50e semaine. Poids : ___ kg. ___ gr.
Augmentation hebdomadaire ___
Moyenne quotidienne d'augment. ___

PREMIER ENFANT		DEUXIEME ENFANT	
351e j.		351e j.	
352e		352e	
353e		353e	
354e		354e	
355e		355e	
356e		356e	
357e		357e	

51e semaine. Poids : ___ kg. ___ gr.
Augmentation hebdomadaire ___
Moyenne quotidienne d'augment. ___

PREMIER ENFANT		DEUXIEME ENFANT	
358e j.		358e j.	
359e		359e	
360e		360e	
361e		361e	
362e		362e	
363e		363e	
364e		364e	

52e semaine. Poids : ___ kg. ___ gr.
Augmentation hebdomadaire ___
Moyenne quotidienne d'augment. ___

PREMIER ENFANT		DEUXIEME ENFANT	
365e j.		365e j.	

Poids : ___ kg. ___ gr.

<table>
<tr><th>PREMIER ENFANT</th><th>DEUXIÈME ENFANT</th></tr>
<tr><td>DEUXIÈME ANNÉE</td><td>DEUXIÈME ANNÉE</td></tr>
</table>

PREMIER ENFANT

DEUXIÈME ANNÉE

Date :

13e Mois. NOTES
(Alimentation, croissance, dentition, santé, etc.)

Poids : ———— kil. ———— gr.

Augmentation mensuelle du poids : ————

Taille : ————

Date :

14e Mois. NOTES
(Alimentation, croissance, dentition, santé, etc.)

Poids : ———— kil. ———— gr.

Augmentation mensuelle du poids : ————

Taille : ————

DEUXIÈME ENFANT

DEUXIÈME ANNÉE

Date :

13e Mois. NOTES
(Alimentation, croissance, dentition, santé, etc.)

Poids : ———— kil. ———— gr.

Augmentation mensuelle du poids : ————

Taille : ————

Date :

14e Mois. NOTES
(Alimentation, croissance, dentition, santé, etc.)

Poids : ———— kil. ———— gr.

Augmentation mensuelle du poids : ————

Taille : ————

<table>
<tr><td>

PREMIER ENFANT

DEUXIÈME ANNÉE

Date :_______________

15ᵉ Mois.   NOTES
(Alimentation, croissance, dentition, santé, etc.)

____

Poids : _______ kil. _______ gr.
Augmentation mensuelle du poids : _______
Taille : _______________

Date :_______________

16ᵉ Mois.   NOTES
(Alimentation, croissance, dentition, santé, etc.)

____

Poids : _______ kil. _______ gr
Augmentation mensuelle du poids : _______
Taille : _______________

</td><td>

DEUXIÈME ENFANT

DEUXIÈME ANNÉE

Date :_______________

15ᵉ Mois.   NOTES
(Alimentation, croissance, dentition, santé, etc.)

____

Poids : _______ kil. _______ gr.
Augmentation mensuelle du poids : _______
Taille : _______________

Date :_______________

16ᵉ Mois.   NOTES
(Alimentation, croissance, dentition, santé, etc.)

____

Poids : _______ kil. _______ gr.
Augmentation mensuelle du poids : _______
Taille : _______________

</td></tr>
</table>

<table>
<tr><td colspan="2">PREMIER ENFANT
DEUXIÈME ANNÉE</td><td colspan="2">DEUXIÈME ENFANT
DEUXIÈME ANNÉE</td></tr>
</table>

Date : __________

17e Mois.   NOTES
(Alimentation, croissance, dentition, santé, etc.)

Poids : ______ kil. ______ gr.
Augmentation mensuelle du poids : ______
Taille : ______

Date : __________

18e Mois.   NOTES
(Alimentation, croissance, dentition, santé, etc.)

Poids : ______ kil. ______ gr.
Augmentation mensuelle du poids : ______
Taille : ______

Date : __________

17e Mois.   NOTES
(Alimentation, croissance, dentition, santé, etc.)

Poids : ______ kil. ______ gr.
Augmentation mensuelle du poids : ______
Taille : ______

Date : __________

18e Mois.   NOTES
(Alimentation, croissance, dentition, santé, etc.)

Poids : ______ kil. ______ gr.
Augmentation mensuelle du poids : ______
Taille : ______

<table>
<tr><td>

PREMIER ENFANT

DEUXIÈME ANNÉE

Date :_______________

19ᵉ Mois.   NOTES
(Alimentation, croissance, dentition, santé, etc.)

____
____
____
____
____
____
____
____

Poids : _______ kil. _______ gr.
Augmentation mensuelle du poids : _______
Taille : _______________

Date :_______________

20ᵉ Mois.   NOTES
(Alimentation, croissance, dentition, santé, etc.)

____
____
____
____
____
____
____
____

Poids : _______ kil. _______ gr.
Augmentation mensuelle du poids : _______
Taille : _______________

</td><td>

DEUXIÈME ENFANT

DEUXIÈME ANNÉE

Date :_______________

19ᵉ Mois.   NOTES
(Alimentation, croissance, dentition, santé, etc.)

____
____
____
____
____
____
____
____

Poids : _______ kil. _______ gr.
Augmentation mensuelle du poids : _______
Taille : _______________

Date :_______________

20ᵉ Mois.   NOTES
(Alimentation, croissance, dentition, santé, etc.)

____
____
____
____
____
____
____
____

Poids : _______ kil. _______ gr.
Augmentation mensuelle du poids : _______
Taille : _______________

</td></tr>
</table>

<table>
<tr><td>

PREMIER ENFANT

DEUXIÈME ANNÉE

Date : _______________

21ᵉ Mois. NOTES
(Alimentation, croissance, dentition, santé, etc.)

____
____
____
____
____
____
____
____
____

Poids : _______ kil. _______ gr.
Augmentation mensuelle du poids : _______
Taille : _______________

Date : _______________

22ᵉ Mois. NOTES
(Alimentation, croissance, dentition, santé, etc.)

____
____
____
____
____
____
____
____
____

Poids : _______ kil. _______ gr.
Augmentation mensuelle du poids : _______
Taille : _______________

</td><td>

DEUXIÈME ENFANT

DEUXIÈME ANNÉE

Date : _______________

21ᵉ Mois. NOTES
(Alimentation, croissance, dentition, santé, etc.)

____
____
____
____
____
____
____
____
____

Poids : _______ kil. _______ gr.
Augmentation mensuelle du poids : _______
Taille : _______________

Date : _______________

22ᵉ Mois. NOTES
(Alimentation, croissance, dentition, santé, etc.)

____
____
____
____
____
____
____
____
____

Poids : _______ kil. _______ gr.
Augmentation mensuelle du poids : _______
Taille : _______________

</td></tr>
</table>

PREMIER ENFANT	DEUXIÈME ENFANT
DEUXIÈME ANNÉE	**DEUXIÈME ANNÉE**

Date : _______________

23ᵉ Mois.   NOTES
(Alimentation, croissance, dentition, santé, etc.)

____

____

____

____

____

____

____

____

Poids : _______ kil. _______ gr.

Augmentation mensuelle du poids : _______

Taille : _______________

Date : _______________

24ᵉ Mois.   NOTES
(Alimentation, croissance, dentition, santé, etc.)

____

____

____

____

____

____

____

____

Poids : _______ kil. _______ gr.

Augmentation mensuelle du poids : _______

Taille : _______________

PREMIER ENFANT	DEUXIÈME ENFANT
TROISIÈME ANNÉE	TROISIÈME ANNÉE

Date : ⸺ | Date : ⸺

NOTES
(Croissance, santé, dentition, alimentation, etc.).

NOTES
Croissance, santé, dentition, alimentation, etc.).

Poids : ⸺ kil. ⸺ gr | Poids : ⸺ kil. ⸺ gr.

Augmentation annuelle du poids : ⸺

Taille : ⸺

Augmentation annuelle de la taille : ⸺

PREMIER ENFANT	DEUXIÈME ENFANT
QUATRIÈME ANNÉE	QUATRIÈME ANNÉE

Date : _______________________   Date : _______________________

NOTES
(Croissance, santé, dentition, alimentation, etc.).   NOTES
(Croissance, santé, dentition, alimentation, etc.).

Poids : ______ kil. ______ gr   Poids : ______ kil. ______ gr.

Augmentation annuelle du poids : ______   *Augmentation annuelle du poids :* ______

Taille : ______   *Taille :* ______

Augmentation annuelle de la taille : ______   *Augmentation annuelle de la taille :* ______

<table>
<tr><td>

PREMIER ENFANT

CINQUIÈME ANNÉE

Date : ___________

NOTES
(Croissance, santé, dentition, alimentation, etc.).

Poids : ________ kil. ________ gr

Augmentation annuelle du poids : ________

Taille : ________

Augmentation annuelle de la taille : ________

</td><td>

DEUXIÈME ENFANT

CINQUIÈME ANNÉE

Date : ___________

NOTES
(Croissance, santé, dentition, alimentation, etc.).

Poids : ________ kil. ________ gr.

Augmentation annuelle du poids : ________

Taille : ________

Augmentation annuelle de la taille : ________

</td></tr>
</table>

PREMIER ENFANT	DEUXIÈME ENFANT
SIXIÈME ANNÉE	SIXIÈME ANNÉE

Date : ______________________

NOTES
(Croissance, santé, dentition, alimentation, etc.).

____

Date : ______________________

NOTES
(Croissance, santé, dentition, alimentation, etc.).

____

Poids : ________ kil. ________ gr.
Augmentation annuelle du poids : ________
Taille : ________
Augmentation annuelle de la taille : ________

Poids : ________ kil. ________ gr.
Augmentation annuelle du poids : ________
Taille : ________
Augmentation annuelle de la taille : ________

PREMIER ENFANT	DEUXIÈME ENFANT
SEPTIÈME ANNÉE	SEPTIÈME ANNÉE

Date : _______________

NOTES
(Croissance, santé, dentition, alimentation, etc.)

Date : _______________

NOTES
(Croissance, santé, dentition, alimentation, etc.)

Poids : _______ kil. _______ gr.

Augmentation annuelle du poids : _______

Taille : _______

Augmentation annuelle de la taille : _______

Poids : _______ kil. _______ gr.

Augmentation annuelle du poids : _______

Taille : _______

Augmentation annuelle de la taille : _______

PREMIER ENFANT	DEUXIÈME ENFANT
HUITIÈME ANNÉE	HUITIÈME ANNÉE

Date : _______________

NOTES
(Croissance, santé, dentition, alimentation, etc.)

Poids : _______ kil. _______ gr.
Augmentation annuelle du poids : _______
Taille : _______________
Augmentation annuelle de la taille : _______

Date : _______________

NOTES
(Croissance, santé, dentition, alimentation, etc.)

Poids : _______ kil. _______ gr.
Augmentation annuelle du poids : _______
Taille : _______________
Augmentation annuelle de la taille : _______

PREMIER ENFANT	DEUXIÈME ENFANT
NEUVIÈME ANNÉE	NEUVIÈME ANNÉE

Date :

Date :

NOTES
(Croissance, santé, dentition, alimentation, etc.).

NOTES
(Croissance, santé, dentition, alimentation, etc.).

Poids : _______ kil. _______ gr.

Augmentation annuelle du poids :

Taille :

Augmentation annuelle de la taille :

Poids : _______ kil. _______ gr.

Augmentation annuelle du poids :

Taille :

Augmentation annuelle de la taille :

PREMIER ENFANT	DEUXIÈME ENFANT
DIXIÈME ANNÉE	DIXIÈME ANNÉE

Date :————

NOTES
(Croissance, santé, dentition, alimentation, etc.).

Date :————

NOTES
(Croissance, santé, dentition, alimentation, etc.).

Poids : ———— kil. ———— gr

Augmentation annuelle du poids : ————

Taille : ————

Augmentation annuelle de la taille : ————

Poids : ———— kil. ———— gr.

Augmentation annuelle du poids : ————

Taille : ————

Augmentation annuelle de la taille : ————

PREMIER ENFANT	DEUXIÈME ENFANT
ONZIÈME ANNÉE	ONZIÈME ANNÉE

Date : ________

NOTES
(Croissance, santé, dentition, alimentation, etc.)

Poids : ________ kil. ________ gr

Augmentation annuelle du poids : ________

Taille : ________

Augmentation annuelle de la taille : ________

<table>
<tr><td>

PREMIER ENFANT

DOUZIÈME ANNÉE

Date :________________

NOTES
(Croissance, santé, dentition, alimentation, etc.)

</td><td>

DEUXIÈME ENFANT

DOUZIÈME ANNÉE

Date :________________

NOTES
(Croissance, santé, dentition, alimentation, etc.)

</td></tr>
</table>

Poids : ________ kil. ________ gr

Augmentation annuelle du poids : ________

Taille : ________

Augmentation annuelle de la taille : ________

Poids : ________ kil. ________ gr.

Augmentation annuelle du poids : ________

Taille : ________

Augmentation annuelle de la taille : ________

FICHE D'ENSEMBLE
récapitulative

1° ALIMENTATION
MODE D'ALLAITEMENT

a) Allaitement naturel

Allaitement maternel

Nourrice mercenaire

Changements de nourrice

b) Allaitement artificiel

Nature du lait (vache, chèvre, ânesse, etc.)

Lait cru

   » *bouilli*

   » *stérilisé*

   » *maternisé*

Provenance du lait

c) Sevrage

Age du sevrage

Accidents de sevrage

Régime alimentaire après le sevrage :

Particularités dans l'alimentation :

Aliments habituellement mal digérés par l'enfant

Goûts bizarres

Observations diverses

2° VACCINATION

Date de la vaccination ....
   (Succès ou insuccès) ....
Dates des revaccinations ....

   (Succès ou insuccès) ....

3° MARCHE

A quel âge l'enfant a-t-il marché seul? ....
Particularités dans la démarche ....
Attitude vicieuse de la tête ....
   »   »   *de la colonne vertébrale* ....
   »   »   *des membres inférieurs* ....

4° PAROLE

A quel âge l'enfant a-t-il parlé? ....
Particularités dans la voix ....

5° SANTÉ GÉNÉRALE

Nature du tempérament :
Sanguin ....
Bilieux ....
Nerveux ....
Lymphatique ....

Accomplissement des fonctions organiques normales :
Circulation ....
Respiration ....
Digestion ....
Fonction de la peau ....
Urines ....
Selles ....
État nerveux ....
Résistance à la fatigue ....
Tendance à l'essoufflement ....

6° CARACTÈRE

Mémoire ....
Sensibilité ....
Humeur ....
Curiosité ....
Prudence ....
Courage ....
Activité ....
Amour-propre ....
Volonté ....
Altruisme ....

Deuxième enfant

FICHE D'ENSEMBLE
récapitulative

1° ALIMENTATION
MODE D'ALLAITEMENT
a) Allaitement naturel

Allaitement maternel

Nourrice mercenaire

Changements de nourrice

b) Allaitement artificiel

Nature du lait (vache, chèvre, ânesse, etc.)

Lait cru

» bouilli

» stérilisé

» maternisé

Provenance du lait

c) Sevrage

Age du sevrage

Accidents de sevrage

Régime alimentaire après le sevrage :

Particularités dans l'alimentation :

Aliments habituellement mal *digérés par l'enfant*

Goûts bizarres

Observations diverses

2° VACCINATION

Date de la vaccination ....
   (Succès ou insuccès) ....
Dates des revaccinations ....
....
  (Succès ou insuccès) ....

3° MARCHE

A quel âge l'enfant a-t-il marché seul? ....
Particularités dans la démarche ....
Attitude vicieuse de la tête ....
    »   »   de la colonne vertébrale ....
    »   »   des membres inférieurs ....

4° PAROLE

A quel âge l'enfant a-t-il parlé? ....
Particularités dans la voix ....

5° SANTÉ GÉNÉRALE

Nature du tempérament :

Sanguin ....
Bilieux ....
Nerveux ....
Lymphatique ....

Accomplissement des fonctions organiques normales:

Circulation ....
Respiration ....
Digestion ....
Fonction de la peau ....
Urines ....
Selles ....
État nerveux ....
Résistance à la fatigue ....
Tendance à l'essoufflement ....

6° CARACTÈRE

Mémoire ....
Sensibilité ....
Humeur ....
Curiosité ....
Prudence ....
Courage ....
Activité ....
Amour-propre ....
Volonté ....
Altruisme ....

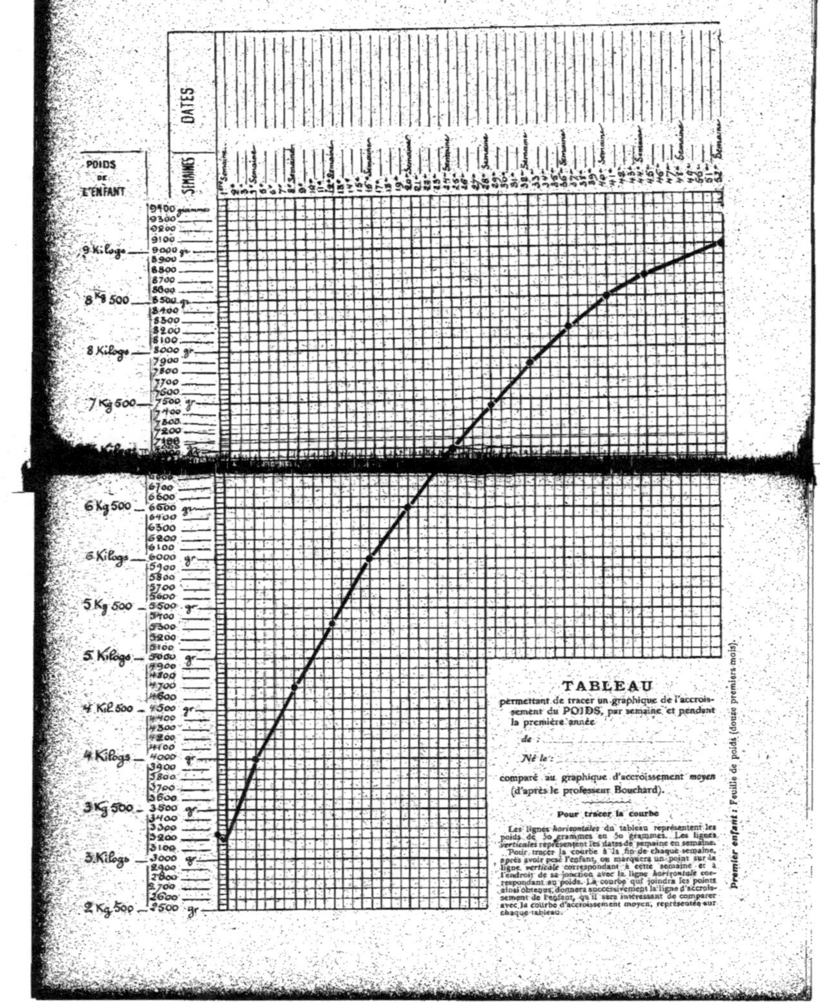

Premier enfant : Feuille de poids (douze premiers mois).

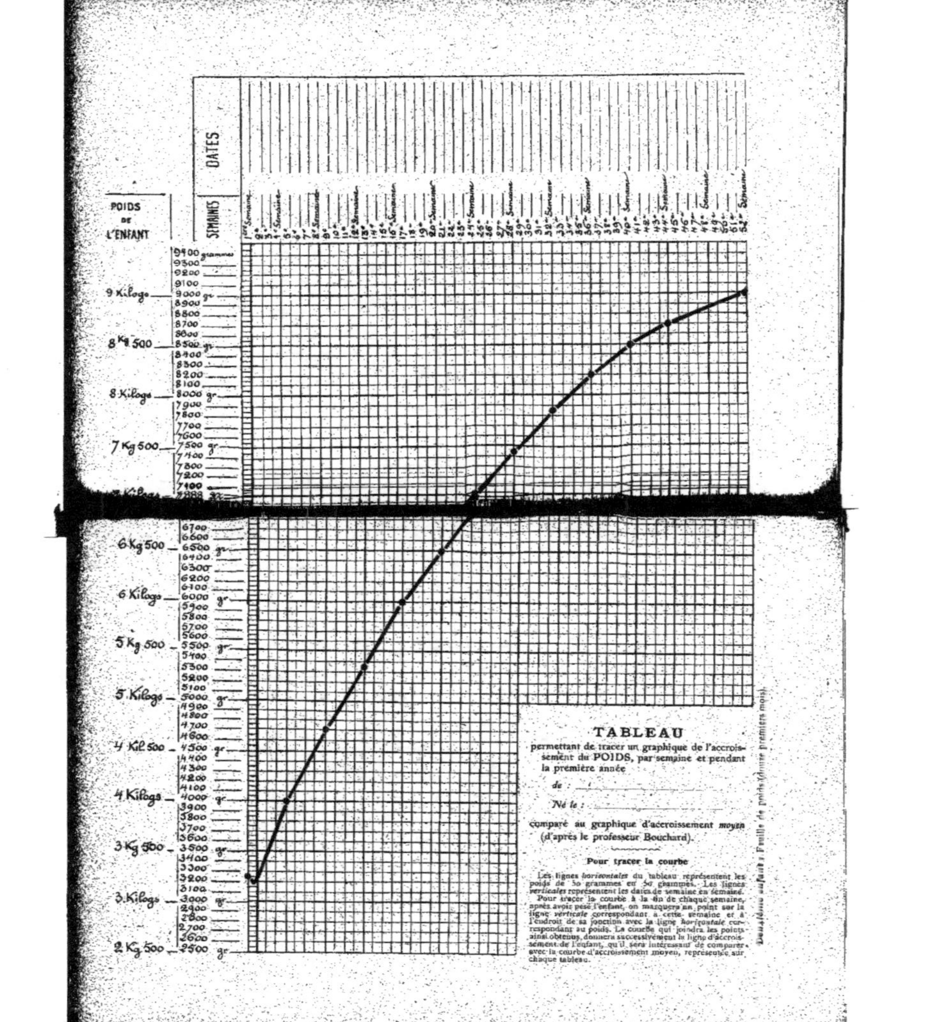

POIDS DE L'ENFANT
SEMAINES
DATES
9400 grammes
9300
9200
9100
9 Kilogs — 9000 gr
8900 gr
8800
8700
8600
8 Kg 500 — 8500 gr
8400
8300
8200
8100
8 Kilogs — 8000 gr
7900 gr
7800
7700
7600
7 Kg 500 — 7500 gr
7400
7300
7200
7100
6700
6600
6 Kg 500 — 6500 gr
6400
6300
6200
6100
6 Kilogs — 6000 gr
5900
5800
5700
5600
5 Kg 500 — 5500 gr
5400
5300
5200
5100
5 Kilogs — 5000 gr
4900
4800
4700
4600
4 Kil 500 — 4500 gr
4400
4300
4200
4100
4 Kilogs — 4000 gr
3900
3800
3700
3600
3 Kg 500 — 3500 gr
3400
3300
3200
3100
3 Kilogs — 3000 gr
2900
2800
2700
2600
2 Kg 500 — 2500 gr
1re Semaine
2e
3e Semaine
4e
5e
6e
7e
8e Semaine
9e
10e
11e
12e Semaine
13e
14e
15e
16e Semaine
17e
18e
19e
20e Semaine
21e
22e
23e
24e Semaine
25e
26e
27e
28e Semaine
29e
30e
31e
32e Semaine
33e
34e
35e
36e Semaine
37e
38e
39e
40e Semaine
41e
42e
43e
44e Semaine
45e
46e
47e
48e Semaine
49e
50e
51e
52e Semaine

TABLEAU
permettant de tracer un graphique de l'accroissement du POIDS, par semaine et pendant
la première année
de :
Né le :
comparé au graphique d'accroissement moyen
(d'après le professeur Bouchard).

Pour tracer la courbe

Les lignes horizontales du tableau représentent les
poids de 50 grammes en 50 grammes. Les lignes
verticales représentent les dates de semaine en semaine.
Pour tracer la courbe à la fin de chaque semaine,
après avoir pesé l'enfant, on marquera un point sur la
ligne verticale correspondant à cette semaine et à
l'endroit de sa jonction avec la ligne horizontale correspondant au poids. La courbe qui joindra les points
ainsi obtenus, donnera successivement la ligne d'accroissement de l'enfant, qu'il sera intéressant de comparer
avec la courbe d'accroissement moyen, représentée sur
chaque tableau.

Deuxième enfant : Feuille de poids (douze premiers mois).

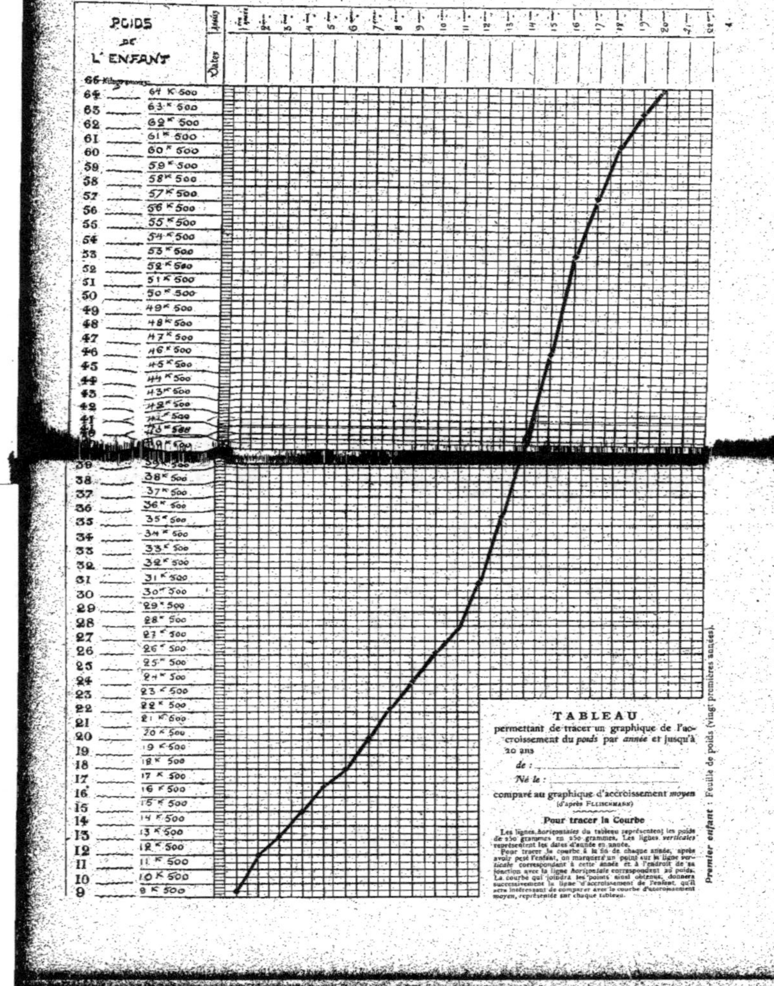

Premier enfant : Feuille de poids (vingt premières années).

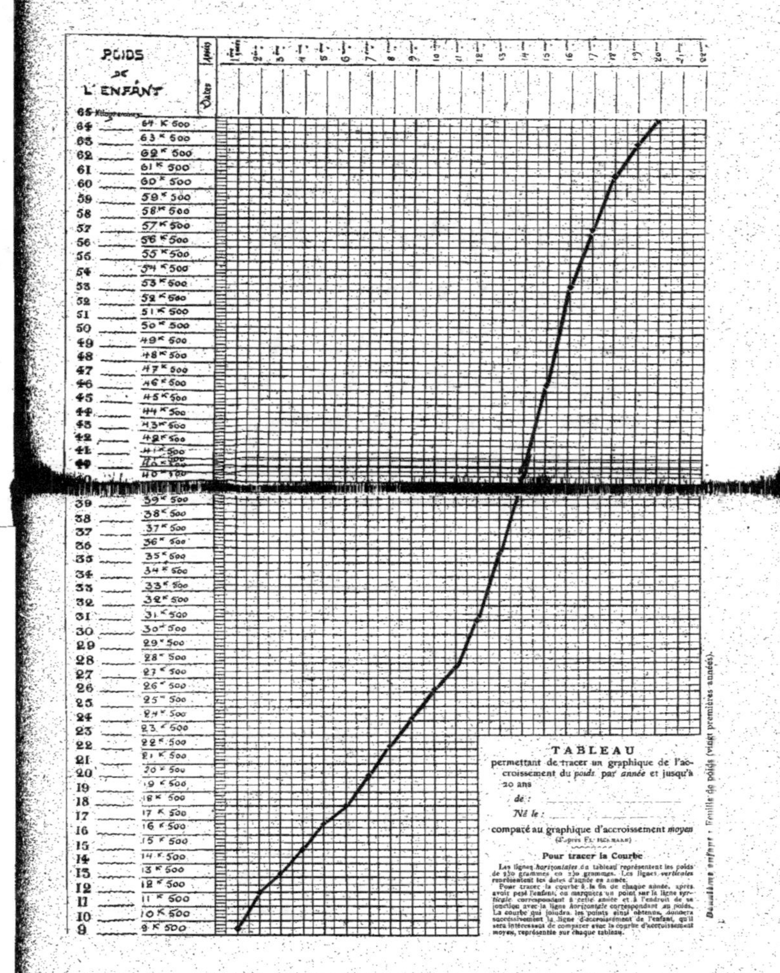

POIDS DE L'ENFANT
Années
Dates
1 mois 2 3 4 5 6 7 8 9 10 11 12 13 14 15 16 17 18 19 20 21 22
65 Kilogrammes
64 — 64 K 500
63 — 63 K 500
62 — 62 K 500
61 — 61 K 500
60 — 60 K 500
59 — 59 K 500
58 — 58 K 500
57 — 57 K 500
56 — 56 K 500
55 — 55 K 500
54 — 54 K 500
53 — 53 K 500
52 — 52 K 500
51 — 51 K 500
50 — 50 K 500
49 — 49 K 500
48 — 48 K 500
47 — 47 K 500
46 — 46 K 500
45 — 45 K 500
44 — 44 K 500
43 — 43 K 500
42 — 42 K 500
41 — 41 K 500
40 — 40 K 500
39 — 39 K 500
38 — 38 K 500
37 — 37 K 500
36 — 36 K 500
35 — 35 K 500
34 — 34 K 500
33 — 33 K 500
32 — 32 K 500
31 — 31 K 500
30 — 30 K 500
29 — 29 K 500
28 — 28 K 500
27 — 27 K 500
26 — 26 K 500
25 — 25 K 500
24 — 24 K 500
23 — 23 K 500
22 — 22 K 500
21 — 21 K 500
20 — 20 K 500
19 — 19 K 500
18 — 18 K 500
17 — 17 K 500
16 — 16 K 500
15 — 15 K 500
14 — 14 K 500
13 — 13 K 500
12 — 12 K 500
11 — 11 K 500
10 — 10 K 500
9 — 9 K 500

TABLEAU
permettant de tracer un graphique de l'accroissement du poids par année et jusqu'à 20 ans

de :

Né le :

comparé au graphique d'accroissement moyen
(d'après Fl. ISCHMAAR)

Pour tracer la Courbe

Les lignes horizontales du tableau représentent les poids de 150 grammes en 150 grammes. Les lignes verticales représentent les dates d'année en année.

Pour tracer la courbe à la fin de chaque année, après avoir pesé l'enfant, on marquera un point sur la ligne verticale correspondant à cette année et à l'endroit de sa jonction avec la ligne horizontale correspondant au poids. La courbe qui joindra les points ainsi obtenus, donnera successivement la ligne d'accroissement de l'enfant, qu'il sera intéressant de comparer avec la courbe d'accroissement moyen, représentée sur chaque tableau.

Deuxième enfant : Feuille de poids (vingt premières années).

TABLEAU D'ACCROISSEMENT DU POIDS CORPOREL
DANS LA PREMIÈRE ANNÉE DE LA VIE

Comparé à l'accroissement moyen

NOM DE L'ENFANT	POIDS MOYEN D'APRÈS BOUCHARD	POIDS DE L'ENFANT	AUGMENTATION PAR JOUR (MOYENNE)	AUGMENTATION DE L'ENFANT	AUGMENTATION PAR MOIS (MOYENNE)	AUGMENTATION DE L'ENFANT
Poids à la naissance	3 kg. 250		»		»	
» à la fin du 1er mois	4 »		30 gr.		900 gr.	
» » 2e »	4 700		27		825	
» » 3e »	5 350		23		700	
» » 4e »	5 950		20		625	
» » 5e »	6 500		18		550	
» » 6e »	7 »		15		460	
» » 7e »	7 450		13		405	
» » 8e »	7 850		11		350	
» » 9e »	8 200		12		375	
» » 10e »	8 500		9.5		285	
» » 11e »	8 750		8		250	
» à un an.	9 »		7		225	

Premier enfant : Accroissement comparé du poids (douze premiers mois).

TABLEAU D'ACCROISSEMENT DU POIDS CORPOREL
DANS LA PREMIÈRE ANNÉE DE LA VIE

Comparé à l'accroissement moyen

NOM DE L'ENFANT	POIDS MOYEN D'APRÈS BOUCHARD	POIDS DE L'ENFANT	AUGMENTATION PAR JOUR (MOYENNE)	AUGMENTATION DE L'ENFANT	AUGMENTATION PAR MOIS (MOYENNE)	AUGMENTATION DE L'ENFANT
Poids à la naissance	3 kg. 250		»		»	
» à la fin du 1er mois	4 »		30 gr.		900 gr.	
» » 2e »	4 700		27		825	
» » 3e »	5 350		23		700	
» » 4e »	5 950		20		625	
» » 5e »	6 500		18		550	
» » 6e »	7 »		15		460	
» » 7e »	7 450		13		405	
» » 8e »	7 850		11		350	
» » 9e »	8 200		12		375	
» » 10e »	8 500		9.5		285	
» » 11e »	8 750		8		250	
» à un an	9 »		7		225	

Deuxième enfant : Accroissement comparé du poids (douze premiers mois).

Tableau de l'accroissement du poids corporel pendant l'Enfance, l'Adolescence et la Puberté

COMPARÉ A L'ACCROISSEMENT MOYEN

GARÇONS	Poids de l'Enfant	AGE	Poids de l'Enfant	FILLES
3 kil. 250		à la Naissance		2 kil. 910
9 600		1 an		9 300
12 »		2		11 400
13 210		3		12 450
15 090		4		14 480
16 700		5		15 500
18 040		6		16 740
20 160		7		18 450
22 260		8		19 820
24 090		9		22 440
26 120		10		24 240
27 850		11		26 250
31 »		12		30 540
35 520		13		34 650
40 500		14		38 100
46 410				41 300
53 390		16		44 440
57 400		17		49 080
61 260		18		53 100
63 320		19		53 100
65 »		20		54 460

Premier enfant : Accroissement comparé du poids jusqu'à vingt ans.

Tableau de l'accroissement du poids corporel pendant l'Enfance, l'Adolescence et la Puberté

COMPARÉ A L'ACCROISSEMENT MOYEN

GARÇONS	Poids de l'Enfant	AGE	Poids de l'Enfant	FILLES
3 kil. 250		à la Naissance		2 kil. 910
9 600		1 an		9 300
12 »		2		11 400
13 240		3		12 430
15 090		4		14 180
16 700		5		15 500
18 040		6		16 740
20 160		7		18 450
22 260		8		19 820
24 090		9		22 440
26 120		10		24 240
27 850		11		26 250
31 »		12		30 540
35 520		13		34 650
40 500		14		38 100
46 410		15		41 300
53 390		16		44 440
57 400		17		49 080
61 260		18		53 100
63 320		19		53 100
65 »		20		54 460

Deuxième enfant : Accroissement comparé du poids jusqu'à vingt ans.

LE POIDS DU CORPS

POIDS (bascule précise)	DATE DE LA PESÉE	HEURE DE LA PESÉE	MONSIEUR	MADAME

Poids du corps : Monsieur et Madame.

LE POIDS DU CORPS

POIDS (bascule précise)	DATE DE LA PESÉE	HEURE DE LA PESÉE	PREMIER ENFANT	DEUXIÈME ENFANT

Poids du corps : Premier et deuxième enfant.

LA TAILLE
ACCROISSEMENT MOYEN

L'accroissement en longueur, ou taille, des enfants est moins facile à établir que l'accroissement en poids. Il faut, pour obtenir une exactitude à peu près absolue, tenir les enfants allongés dans la position horizontale ou verticale, et mesurer leur longueur sur une surface plane.

A sa naissance, un enfant mâle bien développé mesure en moyenne 50 centimètres; une fille 48 ou 49. Cette taille peut varier de 2 à 3 centimètres, en plus ou en moins, suivant les sujets.

Dès le premier mois, l'enfant gagne 4 centimètres, puis 3, 2, 1 centimètres les autres mois et, à un an, il a généralement gagné 20 centimètres et mesure 70 centimètres.

TABLEAU D'ACCROISSEMENT MOYEN DES 12 PREMIERS MOIS

AGE	TAILLE	ACCROISSEMENT MENSUEL	AGE	TAILLE	ACCROISSEMENT MENSUEL
				Report . . .	14 centimètres
Naissance . . .	0^m50	»	7 mois . . .	0^m65	1 —
mois .	0^m54	4 centimètres	8 —	0^m66	1 —
2 —	0^m57	3 —	9 —	0^m67	1 —
3 —	0^m60	3 —	10 —	0^m68	1 —
4 —	0^m62	2 —	11 —	0^m69	1 —
5 —	0^m63	1 —	12 —	0^m70	1 —
6 —	0^m64	1 —			
A reporter . .		14 centimètres	Total . . .		20 centimètres

L'enfant, pendant la seconde année, ne gagne plus que 10 centimètres, puis 7, 6 et 5 jusqu'à 15 ans.

Le taux annuel d'accroissement diminue aussi sensiblement que le taux mensuel à mesure qu'on s'éloigne de la période initiale.

TABLEAU D'ACCROISSEMENT MOYEN DE 1 A 20 ANS

AGE	TAILLE	ACCROISSEMENT ANNUEL	AGE	TAILLE	ACCROISSEMENT ANNUEL
1 an .	0^m70	20 centimètres	11 ans . .	1^m35	5 centimètres
2 —	0^m80	10 —	12 —	1^m40	5 —
3 —	0^m88	8 —	13 —	1^m45	5 —
4 —	0^m95	7 —	14 —	1^m50	5 —
5 —	1^m01	6 —	15 —	1^m54	
6 —	1^m07	6 —	16 —	1^m58	4 —
7 —	1^m13	6 —	17 —	1^m61	3 —
8 —	1^m19	6 —	18 —	1^m64	3 —
9 —	1^m25	6 —	19 —	1^m66	2 —
10 —	1^m30	5 —	20 —	1^m67	1 —

D'après ce tableau, l'enfant a doublé sa taille initiale à 5 ans; à 15 ans il l'a triplée.

Dans la première année il augmente de 20 centimètres, c'est-à-dire presque autant que dans les trois années suivantes, et que dans les cinq dernières années du tableau.

Parfois, à l'occasion d'une maladie ou spontanément, aux approches de la puberté, il se fait une poussée de croissance qui double ou triple le taux normal.

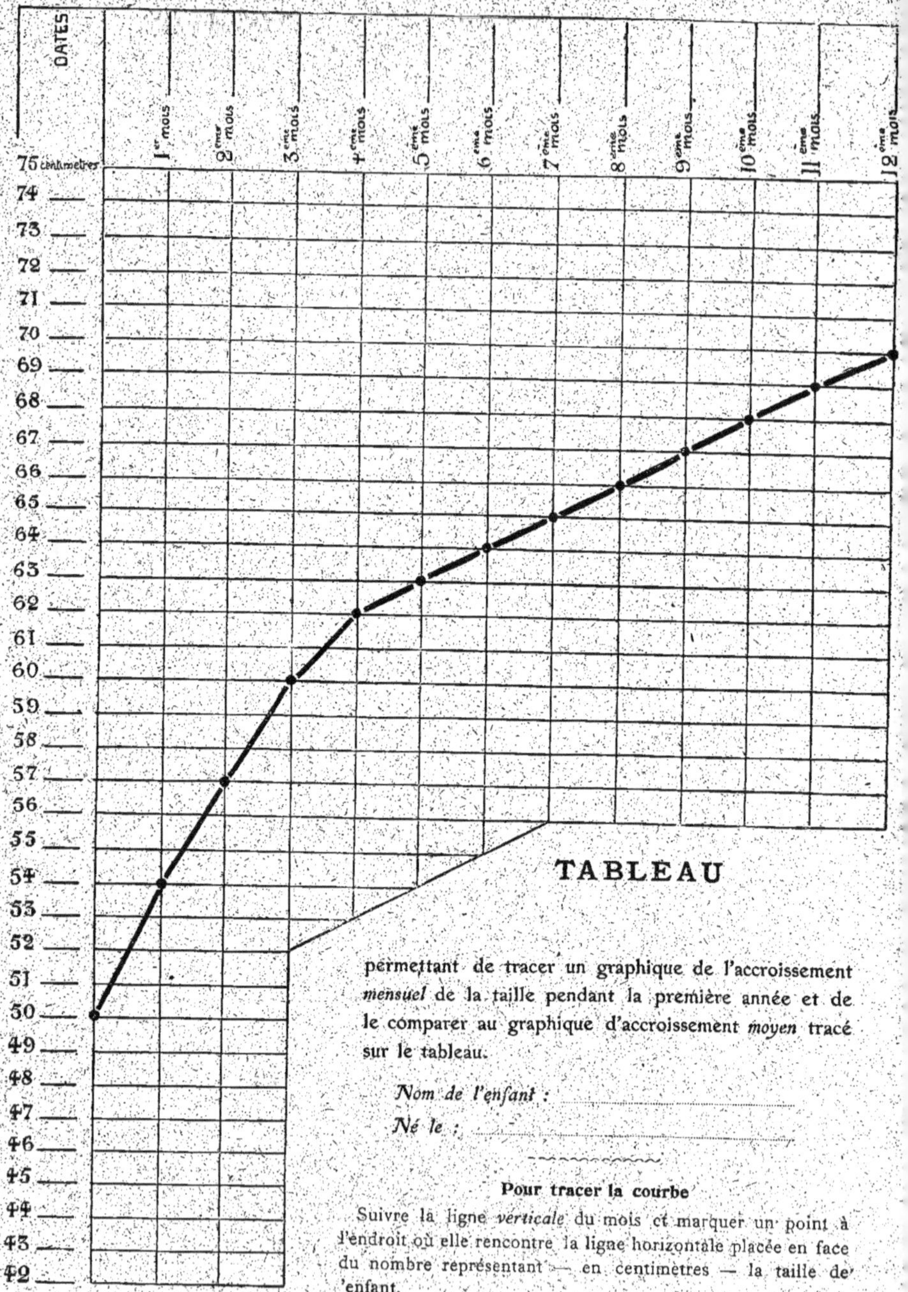

DATES

75 centimètres
74
73
72
71
70
69
68
67
66
65
64
63
62
61
60
59
58
57
56
55
54
53
52
51
50
49
48
47
46
45
44
43
42

1er mois — 2ème mois — 3ème mois — 4ème mois — 5ème mois — 6ème mois — 7ème mois — 8ème mois — 9ème mois — 10ème mois — 11ème mois — 12ème mois

TABLEAU

permettant de tracer un graphique de l'accroissement mensuel de la taille pendant la première année et de le comparer au graphique d'accroissement *moyen* tracé sur le tableau.

Nom de l'enfant :

Né le :

Pour tracer la courbe

Suivre la ligne *verticale* du mois et marquer un point à l'endroit où elle rencontre la ligne horizontale placée en face du nombre représentant — en centimètres — la taille de l'enfant.

Premier enfant : Feuille de taille (douze premiers moi[s]

TABLEAU

permettant de tracer un graphique de l'accroissement *mensuel* de la taille pendant la première année et de le comparer au graphique d'accroissement *moyen* tracé sur le tableau.

Nom de l'enfant :

Né le :

Pour tracer la courbe

Suivre la ligne *verticale* du mois et marquer un point à l'endroit où elle rencontre la ligne horizontale placée en face du nombre représentant — en centimètres — la taille de l'enfant.

Deuxième enfant : Feuille de taille (douze premiers mois).

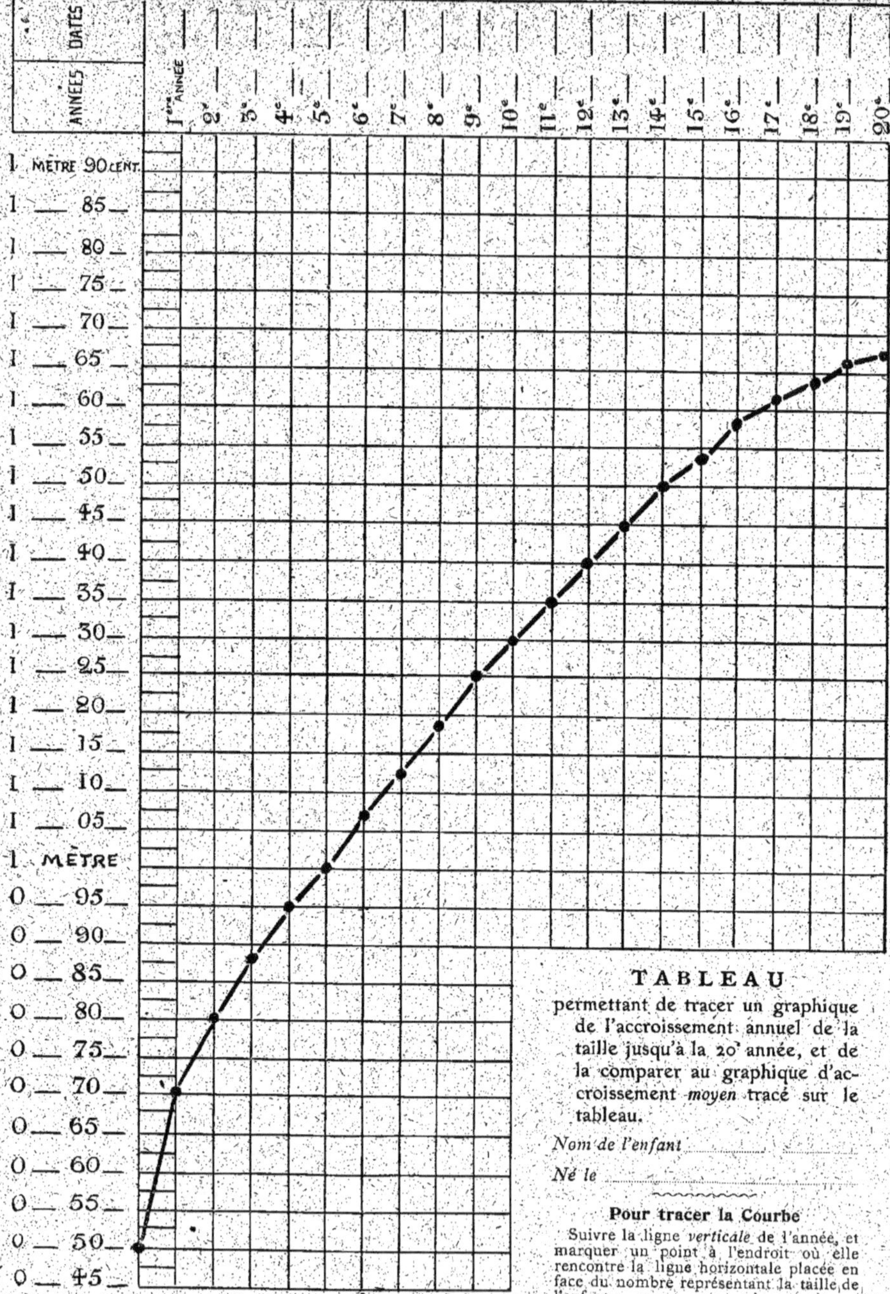

TABLEAU

permettant de tracer un graphique de l'accroissement annuel de la taille jusqu'à la 20e année, et de la comparer au graphique d'accroissement *moyen* tracé sur le tableau.

Nom de l'enfant

Né le

Pour tracer la Courbe

Suivre la ligne *verticale* de l'année, et marquer un point à l'endroit où elle rencontre la ligne horizontale placée en face du nombre représentant la taille de l'enfant.

Premier enfant : Feuille de taille jusqu'à vingt ans.

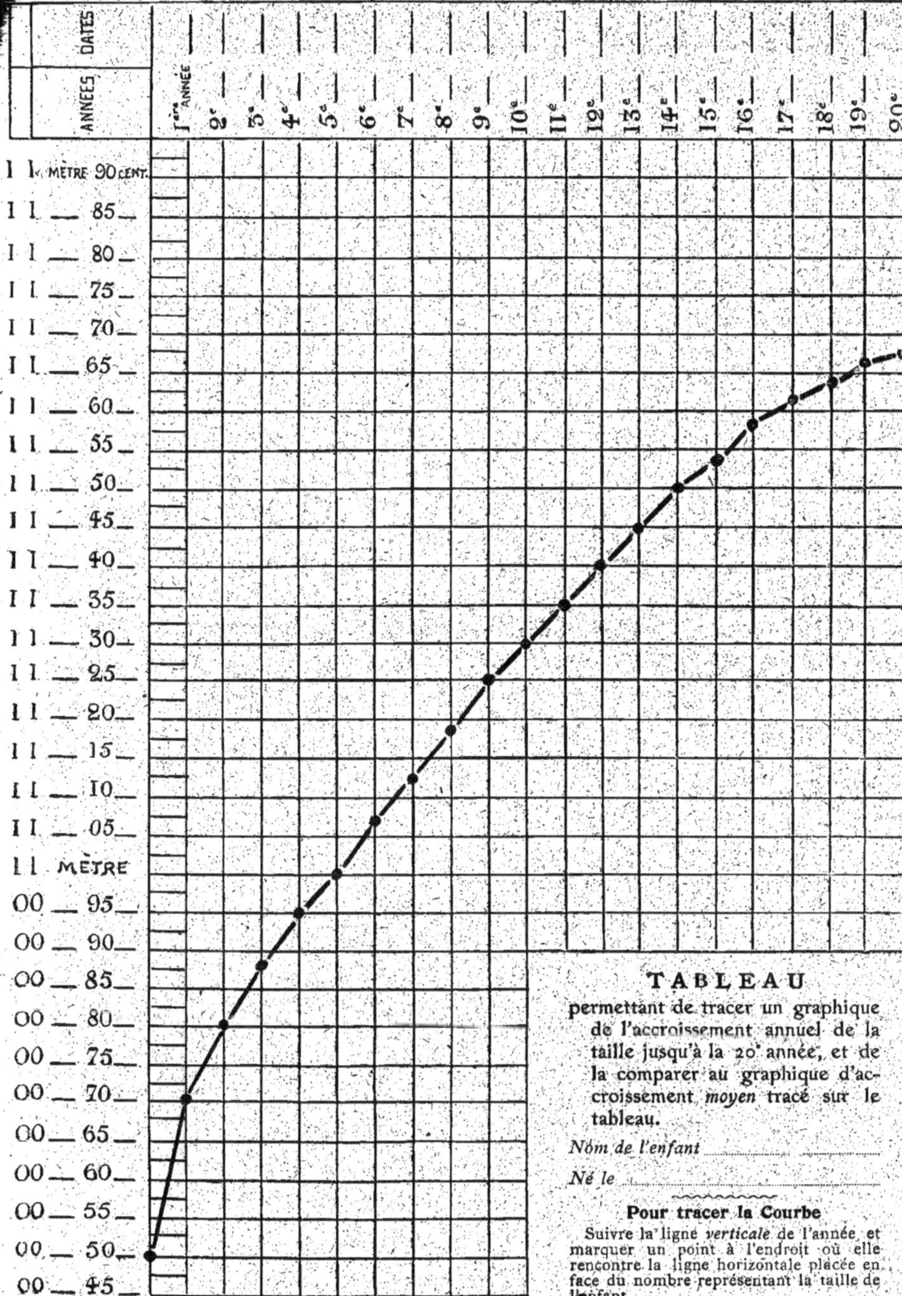

TABLEAU

permettant de tracer un graphique de l'accroissement annuel de la taille jusqu'à la 20e année, et de la comparer au graphique d'accroissement *moyen* tracé sur le tableau.

Nom de l'enfant _______________

Né le _______________

Pour tracer la Courbe

Suivre la ligne *verticale* de l'année et marquer un point à l'endroit où elle rencontre la ligne horizontale placée en face du nombre représentant la taille de l'enfant.

Deuxième enfant : Feuille de taille jusqu'à vingt ans.

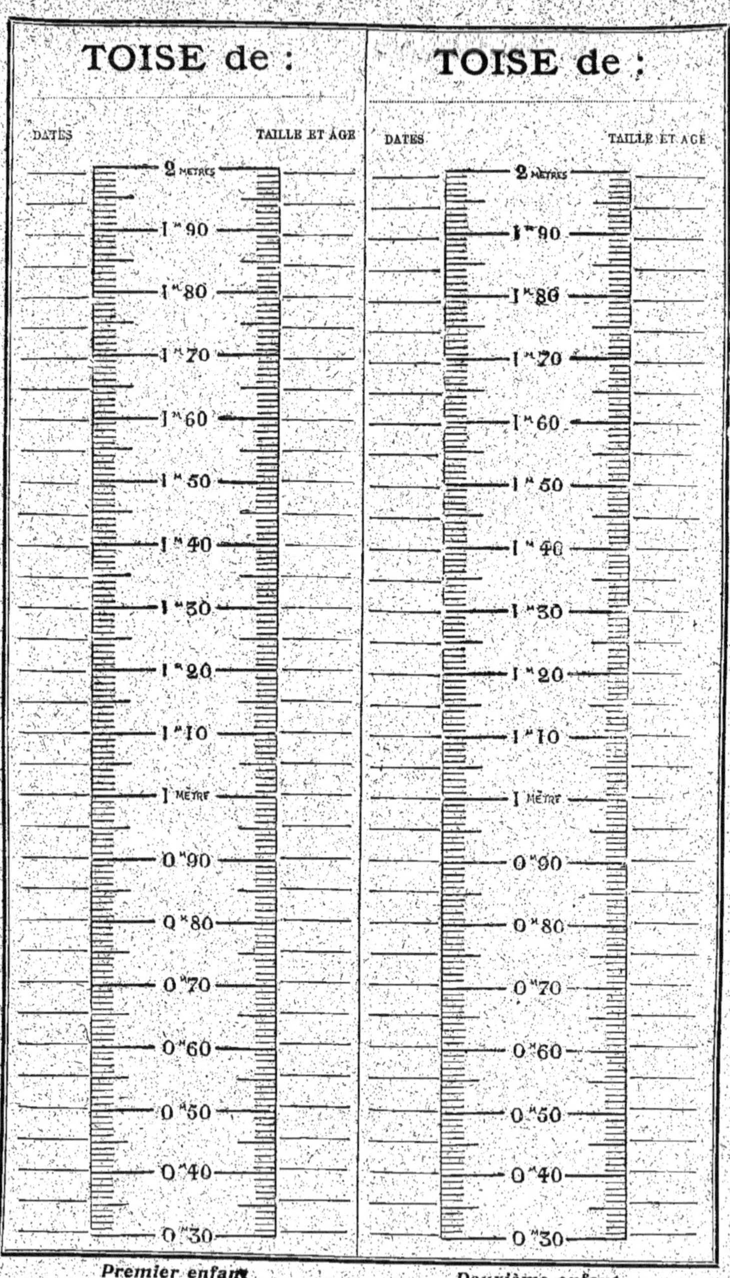

TOISE de :
TOISE de :
DATES
TAILLE ET ÂGE
DATES
TAILLE ET ÂGE
2 METRES
1"90
1"80
1"70
1"60
1"50
1"40
1"30
1"20
1"10
1 MÈTRE
0"90
0"80
0"70
0"60
0"50
0"40
0"30
Premier enfant
Deuxième enfant

LES DENTS

On a divisé les dents en groupes nettement caractérisés qui sont les suivants :

Les 20 dents temporaires (dents de lait), qui constituent la première dentition, sortent généralement aux dates et dans l'ordre suivants : *Incisives, petites molaires ou prémolaires, canines et grosses molaires.*

1° *Incisives.*

Les 8 dents incisives commencent leur éruption à 7 ou 8 mois par les médianes du bas, continuent par les médianes et les latérales du haut, le tout en 5 ou 6 mois. A l'âge de 12 à 14 mois, l'enfant est muni de 8 dents.

2° *Petites molaires ou prémolaires.*

Après un temps d'arrêt de 2 à 3 mois, les 4 premières molaires font leur apparition (les supérieures avant les inférieures), et se complètent en 4 ou 5 mois. A 16 ou 18 mois, l'enfant est muni de 12 dents.

3° *Canines.*

En 3 ou 4 mois, les canines sortent après les petites molaires (les supérieures avant les inférieures). Entre 20 et 24 mois, l'enfant a 16 dents.

4° *Grosses molaires.*

Après un temps d'arrêt de 3 ou 4 mois, les quatre grosses molaires apparaissent successivement.

L'enfant n'a guère ses 20 dents de lait qu'à 2 ans et le plus souvent à 2 ans 1/2.

Elles sont temporaires. Vers l'âge de 7 ans, elles commencent même à tomber et sont remplacées successivement, dans l'ordre même de leur apparition, par des dents définitives.

Vers la 6ᵉ année, sortent les 4 premières grosses molaires, qui sont définitives (21ᵉ, 22ᵉ, 23ᵉ, 24ᵉ dents) ; les secondes grosses molaires sortent vers 12 ans (25ᵉ, 26ᵉ, 27ᵉ, 28ᵉ dents) ; les dernières sortent vers la 20ᵉ année (dents de sagesse ; 29ᵉ, 30ᵉ, 31ᵉ, 32ᵉ dents).

Le retard et l'irrégularité dans l'éruption des dents indiquent en général un trouble dans le développement de l'enfant.

DATES D'APPARITION DES DENTS

Nom de l'enfant : ________________

____

Dents		Âge de l'enfant	Date de l'apparition
1ère Incisive	Dr		
2ème	Dr		
Canine	Dr		
1ère P. Molaire	Dr		
2ème	Dr		
1ère G. Molaire	Dr		
2ème	Dr		
3ème	Dr		
1ère Incisive	G.		
2ème	G.		
Canine	G.		
1ère P. Molaire	G.		
2ème	G.		
1ère G. Molaire	G.		
2ème	G.		
3ème	G.		
1ère Incisive	Dr		
2ème	Dr		
Canine	Dr		
1ère P. Molaire	Dr		
2ème	Dr		
1ère G. Molaire	Dr		
2ème	Dr		
3ème	Dr		
1ère Incisive	G.		
2ème	G.		
Canine	G.		
1ère P. Molaire	G.		
2ème	G.		
1ère G. Molaire	G.		
2ème	G.		
3ème	G.		

DATES D'APPARITION DES DENTS

Nom de l'enfant : _______________

____

Mâchoire
supérieure

Mâchoire
inférieure

Deuxième enfant.

MÂCHOIRE SUPÉRIEURE

Dents		ÂGE DE L'ENFANT	DATE DE L'APPARITION
1ère Incisive	Dr		
2ème	Dr		
Canine	Dr		
1ère P. Molaire	Dr		
2ème	Dr		
1ère G. Molaire	Dr		
2ème	Dr		
3ème	Dr		
1ère Incisive	G.		
2ème	G.		
Canine	G.		
1ère P. Molaire	G.		
2ème	G.		
1ère G. Molaire	G.		
2ème	G.		
3ème	G.		

MÂCHOIRE INFÉRIEURE

Dents		ÂGE DE L'ENFANT	DATE DE L'APPARITION
1ère Incisive	Dr		
2ème	Dr		
Canine	Dr		
1ère P. Molaire	Dr		
2ème	Dr		
1ère G. Molaire	Dr		
2ème	Dr		
3ème	Dr		
1ère Incisive	G.		
2ème	G.		
Canine	G.		
1ère P. Molaire	G.		
2ème	G.		
1ère G. Molaire	G.		
2ème	G.		
3ème	G.		

COMPTABILITÉ

NOM DU MALADE	DATE DE LA MALADIE	MÉDECIN CONSULTÉ (adresse)	DIAGNOSTIC DU MÉDECIN

Monsieur.

DES MALADIES

PHARMACIEN	N° D'ORDRE sous lequel le pharmacien a exécuté l'ordonnance	RÉSUMÉ du RÉGIME PRESCRIT	OBSERVATIONS

COMPTABILITÉ

DES MALADIES

NOM DU MALADE	DATE DE LA MALADIE	MÉDECIN CONSULTÉ (adresse)	DIAGNOSTIC DU MÉDECIN	PHARMACIEN	N° D'ORDRE sous lequel le pharmacien a exécuté l'ordonnance	RÉSUMÉ du RÉGIME PRESCRIT	OBSERVATIONS

Madame.

COMPTABILITÉ

DES MALADIES

NOM DU MALADE	DATE DE LA MALADIE	MÉDECIN CONSULTÉ (adresse)	DIAGNOSTIC DU MÉDECIN	PHARMACIEN	N° D'ORDRE sous lequel le pharmacien a exécuté l'ordonnance	RÉSUMÉ du RÉGIME PRESCRIT	OBSERVATIONS

Premier enfant.

COMPTABILITÉ

NOM DU MALADE	DATE DE LA MALADIE	MÉDECIN CONSULTÉ (adresse)	DIAGNOSTIC DU MÉDECIN

Deuxième enfant.

DES MALADIES

PHARMACIEN	N° D'ORDRE sous lequel le pharmacien a exécuté l'ordonnance	RÉSUMÉ du RÉGIME PRESCRIT	OBSERVATIONS

LA TEMPÉRATURE DU CORPS

Le Thermomètre et son emploi
Les Pulsations — Les Mouvements respiratoires

Il serait oiseux d'énumérer ici les raisons qui rendent indispensable dans chaque famille la possession d'un thermomètre spécialement établi pour mesurer la température des malades.

Sa graduation est telle qu'on peut lire aisément les degrés qui indiquent la température du corps humain ; elle s'étend de 30° C (centigrades) jusqu'à 43° C. Dix autres divisions sont marquées entre chaque degré, ce qui permet d'établir la température jusqu'au dixième d'un degré.

Le thermomètre *maxima*, dans lequel la colonne de mercure reste au point qu'elle a atteint pendant le mesurage, offre cet avantage qu'on peut le retirer du creux de l'aisselle ou du rectum sans que la colonne de mercure ne descende, lire la température sans avoir à se presser et conserver ses indications aussi longtemps qu'on le voudra.

Mode d'emploi du Thermomètre

Après avoir séché avec une serviette un des creux de l'aisselle, on y place la partie inférieure du thermomètre, et l'on maintient le bras pressé contre le torse. Au bout de 5 à 10 minutes, on retire le thermomètre pour lire la température, puis on le secoue plusieurs fois afin de ramener la colonne de mercure au bas de la graduation, vers 36° C.

Si le thermomètre n'est pas *maxima* cette dernière prescription est inutile, et il devra rester dans le creux de l'aisselle jusqu'à ce qu'on ait lu la température.

Pour les enfants en bas âge, on agit plus vite et avec plus de précision, en introduisant la partie inférieure du thermomètre, frottée d'huile ou de vaseline, dans le rectum, et en l'y laissant de 5 à 10 minutes. La température du rectum est d'un demi-degré plus haute que celle du creux de l'aisselle.

Les Pulsations

Pour compter les pulsations du pouls, on applique l'index, le médium ou l'annulaire sur l'artère radiale qui se trouve très superficielle au voisinage du poignet (face interne de l'avant-bras).

L'état fébrile étant toujours accompagné d'accélération des pulsations, il faut avoir soin de les noter en prenant la température. La moyenne des pulsations est de 60 à 70 *par minute* chez un homme bien portant, de 70 à 80 chez une femme et de 80 à 100 chez l'enfant. Chez les nouveau-nés, le pouls est très fréquent, il bat environ 130 pulsations à la minute ; de six mois à un an, il donne encore 120 pulsations, puis diminue graduellement. On rencontre des personnes chez lesquelles le nombre des pulsations est très différent, en-dessus ou en-dessous des moyennes que nous indiquons ci-dessus, sans qu'elles paraissent en souffrir. — Rochoux a prétendu que le pouls de Napoléon Ier atteignait à peine 40 pulsations par minute.

Un grand nombre d'influences agissent sur le pouls. Il diminue pendant le sommeil chloroformique, la diète, le sommeil normal, le repos et à la suite d'hémorragies importantes, etc. Il augmente sous l'influence de la digestion, surtout au début, sous l'action du mouvement, de l'émotion et pendant la grossesse.

Les Mouvements respiratoires

Il est quelquefois intéressant de noter sur la feuille de température, en plus des pulsations, le nombre des mouvements respiratoires. Le mouvement respiratoire comprend une inspiration et une expiration complètes. L'adulte respire environ 18 fois par minute, le nouveau-né 44 fois.

Les feuilles de température ci-après indiquent le nombre des demi-mouvements respiratoires (inspiration ou expiration).

FEUILLE DE TEMPÉRATURE

Mouvements respiratoires

Pouls

| 180 | 160 | 140 | 120 | 100 | 80 | 60 |
| 80 | 70 | 60 | 50 | 40 | 30 |

Soir / Matin (répété)

Nom du Malade

DATES

TEMPÉRATURES : 42° 41° 40° 39° 38° 37° 36° 35°

FEUILLE DE TEMPÉRATURE

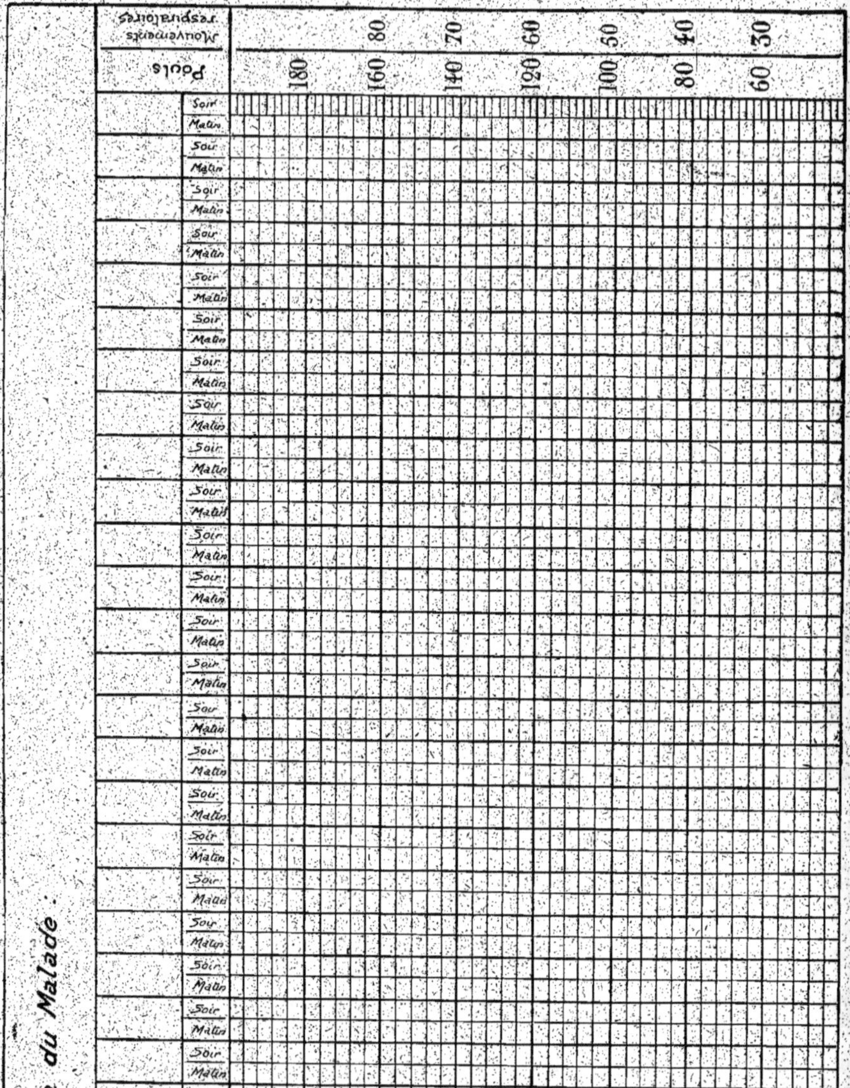

Mouvements respiratoires

Pouls

180 · 160 · 140 · 120 · 100 · 80 · 60

80 · 70 · 60 · 50 · 40 · 30

Soir / Matin (repeated)

Nom du Malade :

DATES

TEMPÉRATURES

42° · 41° · 40° · 39° · 38° · 37° · 36° · 35°

FEUILLE DE TEMPÉRATURE

Mouvements respiratoires | 80 | 70 | 60 | 50 | 40 | 30
Pouls | 180 | 160 | 140 | 120 | 100 | 80 | 60

Soir
Matin

Nom du Malade :

DATES

TEMPÉRATURES | 42° | 41° | 40° | 39° | 38° | 37° | 36° | 35°

FEUILLE DE TEMPÉRATURE

FEUILLE DE TEMPÉRATURE

FEUILLE DE TEMPÉRATURE

FEUILLE DE TEMPÉRATURE

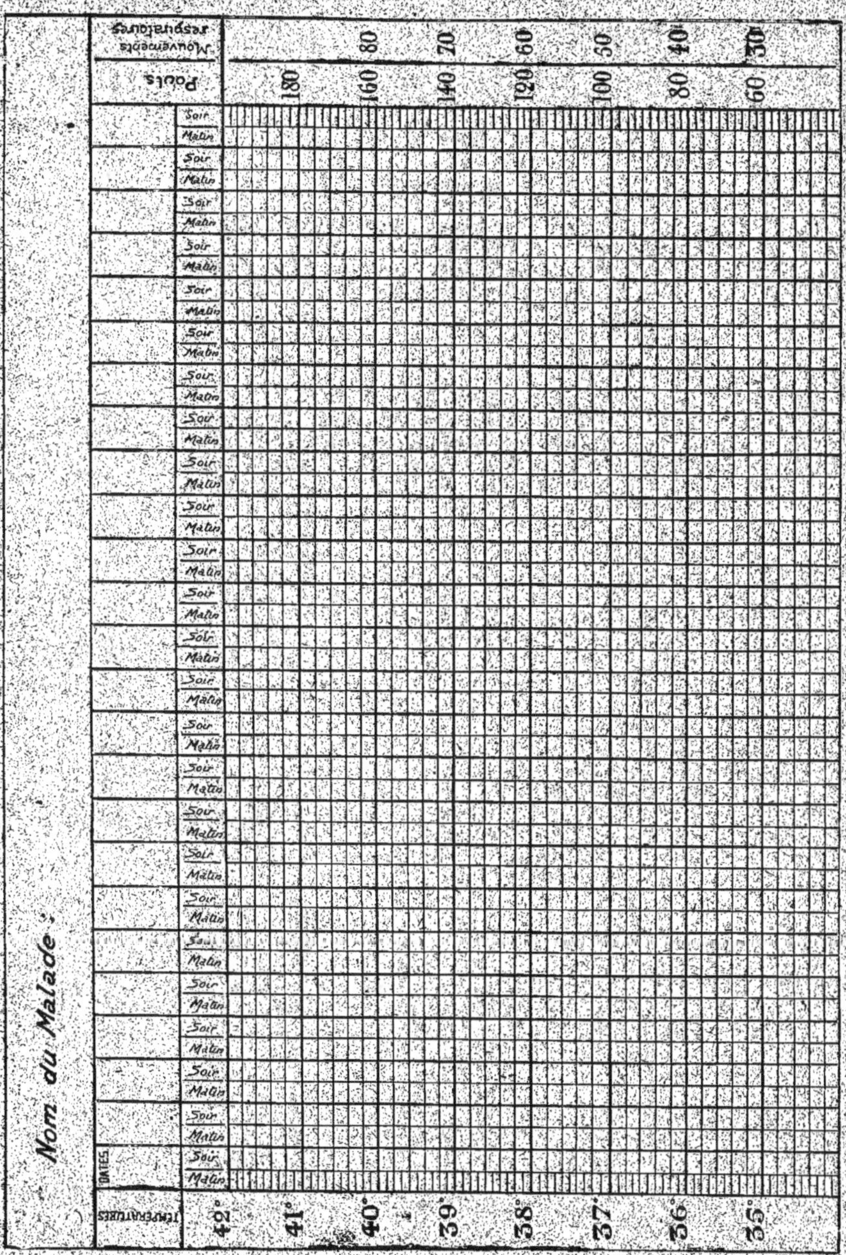

FEUILLE DE TEMPÉRATURE

Nom du Malade :

TEMPÉRATURES	Mouvements respiratoires	Pouls
42°		180
41°		160
40°	80	140
39°	70	120
38°	60	100
37°	50	80
36°	40	60
35°	30	

DATES — Soir / Matin

FEUILLE DE TEMPÉRATURE

FEUILLE DE TEMPÉRATURE

FEUILLE DE TEMPÉRATURE

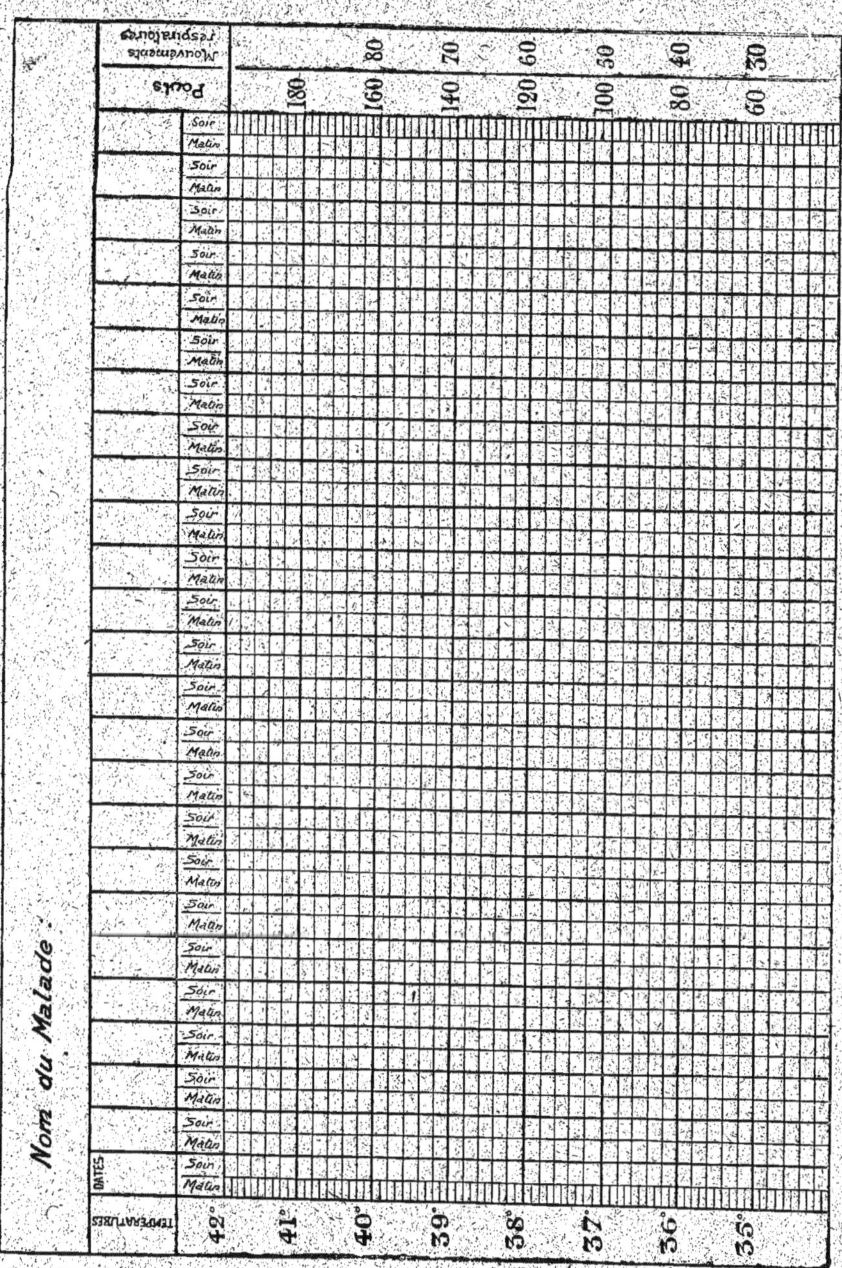

FEUILLE DE TEMPÉRATURE

Mouvements respiratoires 80 70 60 50 40 30

Pouls 180 160 140 120 100 80 60

Nom du Malade :

DATES

Soir / Matin

TEMPÉRATURES 42° 41° 40° 39° 38° 37° 36° 35°

FEUILLE D'ORDONNANCE

Nom du malade : ____

Nature de la maladie : ________________________________

Date ____

Régime imprimé au verso de cette feuille

Feuille de Régime alimentaire

Sur cette feuille, le médecin pourra déterminer le régime alimentaire du malade, soit en biffant d'un trait les aliments défendus, soit en indiquant par un signe, dans les colonnes réservées à cet effet, les aliments *permis* et les aliments *défendus*.

Nom du malade .... *Son âge* ....

Date : .... *Son poids* ....

Permis	Viandes et Œufs	Défendu	Permis	Légumes	Défendu	Permis	Boissons	Défendu
	Viandes rôties.			Légumes frais.			Eau.	
	— braisées.			— secs.			— bouillie.	
	— grillées.			— en purée			— gazeuse.	
	— bouillies.			— au beurre			— minérale.	
	— à la sauce.			Pommes de terre.			Vin blanc.	
	Agneau.			Choux.			— rouge.	
	Mouton.			Oignons.			— fin.	
	Veau.			Ail.			Bière.	
	Bœuf.			Lentilles.			Lait.	
	Jambon.			Haricots, Fèves.			Champagne.	
	Charcuterie.			Pois.			Thé.	
	Poulet.			Tomates			Café.	
	Pigeon.			Asperges.			Cacao, Chocolat.	
	Oie.			Artichauts.			Cidre.	
	Canard.			Betteraves.			Alcools, Liqueurs.	
	Gibier à plumes.			Salsifis.			Bouillon dégraissé.	
	Lièvre.			Radis, Raves.			Potages maigres	
	Sanglier.			Oseille.			— gras.	
	Chevreuil.			Epinards.				
	Cervelle.			Carottes.				
	Ris de veau.			Pâtes, Nouilles,				
	Œufs coque.			Macaroni.				
	— durs.							

Permis	Poissons	Défendu	Permis	Fromages	Défendu	Permis	Pains	Défendu
	Huîtres,			Fromages frais.			Pain blanc de ménage.	
	Coquillages.			— fermentés			Pain blanc de fantaisie.	
	Poissons d'eau			— non fermentés.			Pain de seigle.	
	douce.						— sans mie.	
	Poissons de mer.							
	Sole, Merlan, Raie.							

Permis	Poissons (suite)	Défendu	Permis	Fruits	Défendu	Permis	Desserts	Défendu
	Maquereau, Turbot			Fruits crûs.			Biscuits.	
	Harengs, Sardines.			— cuits.			Gâteaux secs.	
	Écrevisses, Crevettes.			— secs			Pâtisserie.	
	Homard,			Melon.			Riz au lait.	
	Langouste.						Œufs.	
							Crèmes aux œufs.	

Beurre, Huile	Graisse, Corps gras	Vinaigres, Condiments

Extrait du Livret de Santé de l'Enfant et de la Famille.

FEUILLE D'ORDONNANCE

Nom du malade : ______________________________

Nature de la maladie : ______________________________

Date ______________________________

Régime imprimé au verso de cette feuille

Feuille de Régime alimentaire

Sur cette feuille, le médecin pourra déterminer le régime alimentaire du malade, soit en biffant d'un trait les aliments défendus, soit en indiquant par un signe, dans les colonnes réservées à cet effet, les aliments *permis* et les aliments *défendus*.

Nom du malade _______________________ Son âge _______

Date : _______________________ Son poids _______

Viandes et Œufs

	Permis	Défendu
Viandes rôties.		
— braisées.		
— grillées.		
— bouillies.		
— à la sauce.		
Agneau.		
Mouton.		
Veau.		
Bœuf.		
Jambon.		
Charcuterie.		
Poulet.		
Pigeon.		
Oie.		
Canard.		
Gibier à plumes.		
Lièvre.		
Sanglier.		
Chevreuil.		
Cervelle.		
Ris de veau.		
Œufs coque.		
— durs.		

Poissons

	Permis	Défendu
Huîtres,		
Coquillages.		
Poissons d'eau douce.		
Poissons de mer.		
Sole, Merlan, Raie.		
Maquereau, Turbot		
Harengs, Sardines.		
Écrevisses, Crevettes.		
Homard,		
Langouste.		

Légumes

	Permis	Défendu
Légumes frais.		
— secs.		
— en purée		
— au beurre		
Pommes de terre.		
Choux.		
Oignons.		
Ail.		
Lentilles.		
Haricots, Fèves.		
Pois.		
Tomates		
Asperges.		
Artichauts.		
Betteraves.		
Salsifis.		
Radis, Raves.		
Oseille.		
Epinards.		
Carottes.		
Pâtes, Nouilles,		
Macaroni.		

Fromages

	Permis	Défendu
Fromages frais.		
— fermentés		
— non fermentés.		

Fruits

	Permis	Défendu
Fruits crus.		
— cuits.		
— secs.		
Melon.		

Boissons

	Permis	Défendu
Eau.		
— bouillie.		
— gazeuse.		
— minérale.		
Vin blanc.		
— rouge.		
— fin.		
Bière.		
Lait.		
Champagne.		
Thé.		
Café		
Cacao, Chocolat		
Cidre.		
Alcools, Liqueurs.		
Bouillon dégraissé.		
Potages maigres		
— gras.		

Pains

	Permis	Défendu
Pain blanc de ménage.		
Pain blanc de fantaisie.		
Pain de seigle.		
— sans mie.		

Desserts

	Permis	Défendu
Biscuits,		
Gâteaux secs.		
Pâtisserie.		
Riz au lait		
Œufs		
Crèmes aux œufs.		

Beurre, Huile	Graisse, Corps gras	Vinaigres, Condiments

Extrait du Livret de Santé de l'Enfant et de la Famille.

FEUILLE D'ORDONNANCE

Nom du malade : _______________________________

Nature de la maladie : _______________________________

Date _______________________________

Régime imprimé au verso de cette feuille

Feuille de Régime alimentaire

Sur cette feuille, le médecin pourra déterminer le régime alimentaire du malade, soit en biffant d'un trait les aliments défendus, soit en indiquant par un signe, dans les colonnes réservées à cet effet, les aliments *permis* et les aliments *défendus*.

Nom du malade .... Son âge ....

Date : .... Son poids ....

Viandes et Œufs	Permis	Défendu		Légumes	Permis	Défendu		Boissons	Permis	Défendu
Viandes rôties.				Légumes frais,				Eau.		
— braisées.				— secs.				— bouillie.		
— grillées,				— en purée				— gazeuse.		
— bouillies.				— au beurre				— minérale.		
— à la sauce.				Pommes de terre.				Vin blanc.		
Agneau.				Choux.				— rouge.		
Mouton.				Oignons.				— fin.		
Veau.				Ail.				Bière.		
Bœuf.				Lentilles.				Lait.		
Jambon.				Haricots, Fèves.				Champagne.		
Charcuterie.				Pois.				Thé.		
Poulet.				Tomates				Café.		
Pigeon.				Asperges.				Cacao, Chocolat.		
Oie.				Artichauts.				Cidre.		
Canard.				Betteraves.				Alcools, Liqueurs.		
Gibier à plumes.				Salsifis.				Bouillon dégraissé.		
Lièvre.				Radis, Raves,				Potages maigres.		
Sanglier.				Oseille.				— gras.		
Chevreuil.				Epinards,						
Cervelle.				Carottes.				**Pains**	Permis	Défendu
Ris de veau.				Pâtes, Nouilles,						
Œufs coque.				Macaroni.				Pain blanc de ménage.		
— durs.								Pain blanc de fantaisie.		

Poissons	Permis	Défendu		Fromages	Permis	Défendu				
Huîtres, Coquillages.				Fromages frais.				Pain de seigle.		
Poissons d'eau douce.				— fermentés				— sans mie.		
Poissons de mer.				— non fermentés.						
Sole, Merlan, Raie.								**Desserts**	Permis	Défendu
Maquereau, Turbot				**Fruits**	Permis	Défendu		Biscuits.		
Harengs, Sardines.								Gâteaux secs.		
Ecrevisses, Crevettes.				Fruits crûs.				Pâtisserie.		
Homard,				— cuits.				Riz au lait.		
Langouste.				— secs.				Œufs.		
				Melon.				Crèmes aux œufs.		

Beurre, Huile		Graisse, Corps gras		Vinaigres, Condiments

Extrait du Livret de Santé de l'Enfant et de la Famille.

FEUILLE D'ORDONNANCE

✳

Nom du malade : _________________________________

Nature de la maladie : _________________________________

Date _________________________________

Régime imprimé au verso de cette feuille

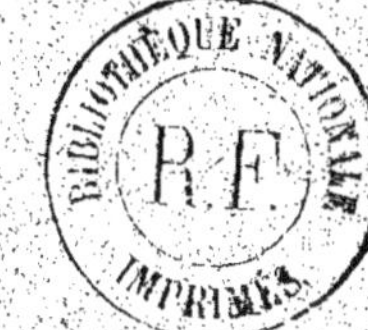

Feuille de Régime alimentaire

Sur cette feuille, le médecin pourra déterminer le régime alimentaire du malade, soit en biffant d'un trait les aliments défendus, soit en indiquant par un signe, dans les colonnes réservées à cet effet, les aliments *permis* et les aliments *défendus*.

Nom du malade .... Son âge ....

Date : .... Son poids ....

Viandes et Œufs

Permis		Défendu
	Viandes rôties.	
	— braisées.	
	— grillées,	
	— bouillies.	
	— à la sauce.	
	Agneau.	
	Mouton.	
	Veau.	
	Bœuf,	
	Jambon.	
	Charcuterie.	
	Poulet.	
	Pigeon.	
	Oie.	
	Canard.	
	Gibier à plumes.	
	Lièvre.	
	Sanglier,	
	Chevreuil.	
	Cervelle.	
	Ris de veau.	
	Œufs coque.	
	— durs.	

Poissons

Permis		Défendu
	Huîtres,	
	Coquillages.	
	Poissons d'eau douce.	
	Poissons de mer.	
	Sole, Merlan, Raie,	
	Maquereau, Turbot	
	Harengs, Sardines.	
	Ecrevisses, Crevettes.	
	Homard,	
	Langouste.	

Légumes

Permis		Défendu
	Légumes frais,	
	— secs.	
	— en purée	
	— au beurre	
	Pommes de terre.	
	Choux.	
	Oignons,	
	Ail.	
	Lentilles,	
	Haricots, Fèves.	
	Pois.	
	Tomates.	
	Asperges.	
	Artichauts.	
	Betteraves.	
	Salsifis.	
	Radis, Raves,	
	Oseille.	
	Epinards.	
	Carottes.	
	Pâtes, Nouilles,	
	Macaroni.	

Fromages

Permis		Défendu
	Fromages frais.	
	— fermentés	
	— non fermentés.	

Fruits

Permis		Défendu
	Fruits crûs.	
	— cuits.	
	— secs.	
	Melon.	

Boissons

Permis		Défendu
	Eau.	
	— bouillie.	
	— gazeuse.	
	— minérale.	
	Vin blanc.	
	— rouge.	
	— fin.	
	Bière.	
	Lait.	
	Champagne.	
	Thé.	
	Café.	
	Cacao, Chocolat.	
	Cidre.	
	Alcools, Liqueurs.	
	Bouillon dégraissé.	
	Potages maigres.	
	— gras.	

Pains

Permis		Défendu
	Pain blanc de ménage.	
	Pain blanc de fantaisie.	
	Pain de seigle.	
	— sans mie.	

Desserts

Permis		Défendu
	Biscuits.	
	Gâteaux secs.	
	Pâtisserie.	
	Riz au lait	
	Œufs.	
	Crèmes aux œufs.	

Beurre, Huile	Graisse, Corps gras	Vinaigres, Condiments

Extrait du Livret de Santé de l'Enfant et de la Famille.

FEUILLE D'ORDONNANCE

Nom du malade : _______________________

Nature de la maladie : _______________________

Date _______________________

Feuille de Régime alimentaire

Sur cette feuille, le médecin pourra déterminer le régime alimentaire du malade, soit en biffant d'un trait les aliments défendus, soit en indiquant par un signe, dans les colonnes réservées à cet effet, les aliments *permis* et les aliments *défendus*.

Nom du malade .... Son âge ....

Date : .... Son poids ....

	Viandes et Œufs			Légumes			Boissons	
Per-mis		Dé-fendu	Per-mis		Dé-fendu	Per-mis		Dé-fendu
	Viandes rôties.			Légumes frais.			Eau.	
	— braisées.			— secs.			— bouillie.	
	— grillées,			— en purée			— gazeuse.	
	— bouillies.			— au beurre			— minérale.	
	— à la sauce.			Pommes de terre.			Vin blanc.	
	Agneau.			Choux.			— rouge.	
	Mouton.			Oignons.			— fin.	
	Veau.			Ail.			Bière.	
	Bœuf.			Lentilles.			Lait.	
	Jambon.			Haricots, Fèves.			Champagne.	
	Charcuterie.			Pois.			Thé.	
	Poulet.			Tomates			Café	
	Pigeon.			Asperges.			Cacao, Chocolat.	
	Oie.			Artichauts.			Cidre.	
	Canard.			Betteraves.			Alcools, Liqueurs.	
	Gibier à plumes.			Salsifis.			Bouillon dégraissé.	
	Lièvre.			Radis, Raves.			Potages maigres	
	Sanglier,			Oseille.			— gras.	
	Chevreuil.			Épinards.				
	Cervelle.			Carottes.				
	Ris de veau.			Pâtes, Nouilles,			**Pains**	
	Œufs coque.			Macaroni.		Per-mis		Dé-fendu
	— durs.						Pain blanc de mé-nage.	
Poissons				**Fromages**			Pain blanc de fan-taisie.	
Per-mis		Dé-fendu	Per-mis		Dé-fendu		Pain de seigle.	
	Huîtres,			Fromages frais.			— sans mie.	
	Coquillages.			— fermentés				
	Poissons d'eau douce.			— non fer-mentés.			**Desserts**	
	Poissons de mer.					Per-mis		Dé-fendu
	Sole, Merlan, Raie.			**Fruits**			Biscuits.	
	Maquereau, Turbot		Per-mis		Dé-fendu		Gâteaux secs.	
	Harengs, Sardines.						Pâtisserie.	
	Écrevisses, Cre-vettes.			Fruits crûs.			Riz au lait.	
				— cuits.			Œufs.	
	Homard, Langouste.			— secs.			Crèmes aux œufs.	
				Melon.				
Beurre, Huile			**Graisse, Corps gras**			**Vinaigres, Condiments**		

Extrait du Livret de Santé de l'Enfant et de la Famille.

FEUILLE D'ORDONNANCE

Nom du malade : ______________________________

Nature de la maladie : ______________________________

Date ______________________________

Régime imprimé au verso de cette feuille

Feuille de Régime alimentaire

Sur cette feuille, le médecin pourra déterminer le régime alimentaire du malade, soit en biffant d'un trait les aliments défendus, soit en indiquant par un signe, dans les colonnes réservées à cet effet, les aliments *permis* et les aliments *défendus*.

Nom du malade .... *Son âge* ....

Date : .... *Son poids* ....

Per-mis	Viandes et Œufs	Dé-fendu	Per-mis	Légumes	Dé-fendu	Per-mis	Boissons	Dé-fendu
	Viandes rôties.			Légumes frais.			Eau.	
	— braisées.			— secs.			— bouillie.	
	— grillées.			— en purée			— gazeuse.	
	— bouillies.			— au beurre			— minérale.	
	— à la sauce.			Pommes de terre.			Vin blanc.	
	Agneau.			Choux.			— rouge.	
	Mouton.			Oignons.			— fin.	
	Veau.			Ail.			Bière.	
	Bœuf.			Lentilles.			Lait.	
	Jambon.			Haricots, Fèves.			Champagne.	
	Charcuterie.			Pois.			Thé.	
	Poulet.			Tomates			Café.	
	Pigeon.			Asperges.			Cacao, Chocolat.	
	Oie.			Artichauts.			Cidre.	
	Canard.			Betteraves.			Alcools, Liqueurs.	
	Gibier à plumes.			Salsifis.			Bouillon dégraissé.	
	Lièvre.			Radis, Raves,			Potages maigres	
	Sanglier,			Oseille.			— gras.	
	Chevreuil.			Epinards.				
	Cervelle.			Carottes.			**Pains**	
	Ris de veau.			Pâtes, Nouilles,		Per-mis		Dé-fendu
	Œufs coque.			Macaroni.			Pain blanc de mé-	
	— durs.						nage.	

Per-mis	Poissons	Dé-fendu	Per-mis	Fromages	Dé-fendu		Pains	
							Pain blanc de fan-	
	Huîtres,			Fromages frais.			taisie.	
	Coquillages.			— fermentés			Pain de seigle.	
	Poissons d'eau			— non fer-			— sans mie.	
	douce.			mentés.				
	Poissons de mer.						**Desserts**	
	Sole, Merlan, Raie.			**Fruits**		Per-mis		Dé-fendu
	Maquereau, Turbot		Per-mis		Dé-fendu		Biscuits.	
	Harengs, Sardines,						Gâteaux secs.	
	Ecrevisses, Cre-			Fruits crûs.			Pâtisserie.	
	vettes.			— cuits.			Riz au lait	
	Homard,			— secs.			Œufs.	
	Langouste.			Melon.			Crèmes aux œufs.	

Beurre, Huile	Graisse, Corps gras	Vinaigres, Condiments

Extrait du Livret de Santé de l'Enfant et de la Famille.

FEUILLE D'ORDONNANCE

Nom du malade :

Nature de la maladie :

Date

Détacher la feuille en suivant le pointillé

Régime imprimé au verso de cette feuille

Feuille de Régime alimentaire

Sur cette feuille, le médecin pourra déterminer le régime alimentaire du malade, soit en biffant d'un trait les aliments défendus, soit en indiquant par un signe, dans les colonnes réservées à cet effet, les aliments *permis* et les aliments *défendus*.

Nom du malade .... Son âge ....

Date : .... Son poids ....

Viandes et Œufs

Permis		Défendu
	Viandes rôties.	
	— braisées.	
	— grillées.	
	— bouillies.	
	— à la sauce.	
	Agneau.	
	Mouton.	
	Veau.	
	Bœuf.	
	Jambon.	
	Charcuterie.	
	Poulet.	
	Pigeon.	
	Oie.	
	Canard.	
	Gibier à plumes.	
	Lièvre.	
	Sanglier.	
	Chevreuil.	
	Cervelle.	
	Ris de veau.	
	Œufs coque.	
	— durs.	

Poissons

Permis		Défendu
	Huîtres, Coquillages.	
	Poissons d'eau douce.	
	Poissons de mer.	
	Sole, Merlan, Raie.	
	Maquereau, Turbot	
	Harengs, Sardines.	
	Ecrevisses, Crevettes.	
	Homard, Langouste.	

Légumes

Permis		Défendu
	Légumes frais.	
	— secs.	
	— en purée	
	— au beurre	
	Pommes de terre.	
	Choux.	
	Oignons.	
	Ail.	
	Lentilles.	
	Haricots, Fèves.	
	Pois.	
	Tomates	
	Asperges.	
	Artichauts.	
	Betteraves.	
	Salsifis.	
	Radis, Raves.	
	Oseille.	
	Epinards.	
	Carottes.	
	Pâtes, Nouilles, Macaroni.	

Fromages

Permis		Défendu
	Fromages frais.	
	— fermentés	
	— non fermentés.	

Fruits

Permis		Défendu
	Fruits crûs.	
	— cuits.	
	— secs.	
	Melon.	

Boissons

Permis		Défendu
	Eau.	
	— bouillie.	
	— gazeuse.	
	— minérale.	
	Vin blanc.	
	— rouge.	
	— fin.	
	Bière.	
	Lait.	
	Champagne.	
	Thé.	
	Café.	
	Cacao, Chocolat.	
	Cidre.	
	Alcools, Liqueurs.	
	Bouillon dégraissé.	
	Potages maigres.	
	— gras.	

Pains

Permis		Défendu
	Pain blanc de ménage.	
	Pain blanc de fantaisie.	
	Pain de seigle.	
	— sans mie.	

Desserts

Permis		Défendu
	Biscuits.	
	Gâteaux secs.	
	Pâtisserie.	
	Riz au lait	
	Œufs.	
	Crèmes aux œufs.	

Beurre, Huile	Graisse, Corps gras	Vinaigres, Condiments

Extrait du Livret de Santé de l'Enfant et de la Famille.

FEUILLE D'ORDONNANCE

Nom du malade : ______________________________

Nature de la maladie : ________________________

Date ____

Régime imprimé au verso de cette feuille

Feuille de Régime alimentaire

Sur cette feuille, le médecin pourra déterminer le régime alimentaire du malade, soit en biffant d'un trait les aliments défendus, soit en indiquant par un signe, dans les colonnes réservées à cet effet, les aliments *permis* et les aliments *défendus*.

Nom du malade .... Son âge ....

Date : .... Son poids ....

Viandes et Œufs

Permis		Défendu
	Viandes rôties.	
	— braisées,	
	— grillées,	
	— bouillies.	
	— à la sauce.	
	Agneau.	
	Mouton.	
	Veau.	
	Bœuf.	
	Jambon.	
	Charcuterie.	
	Poulet.	
	Pigeon.	
	Oie.	
	Canard.	
	Gibier à plumes.	
	Lièvre.	
	Sanglier,	
	Chevreuil	
	Cervelle.	
	Ris de veau.	
	Œufs coque.	
	— durs.	

Poissons

Permis		Défendu
	Huîtres,	
	Coquillages.	
	Poissons d'eau douce.	
	Poissons de mer.	
	Sole, Merlan, Raie.	
	Maquereau, Turbot	
	Harengs, Sardines.	
	Ecrevisses, Crevettes.	
	Homard, Langouste.	

Légumes

Permis		Défendu
	Légumes frais.	
	— secs.	
	— en purée	
	— au beurre	
	Pommes de terre.	
	Choux.	
	Oignons.	
	Ail.	
	Lentilles.	
	Haricots, Fèves.	
	Pois.	
	Tomates	
	Asperges.	
	Artichauts.	
	Betteraves.	
	Salsifis.	
	Radis, Raves,	
	Oseille.	
	Epinards.	
	Carottes.	
	Pâtes, Nouilles, Macaroni.	

Fromages

Permis		Défendu
	Fromages frais.	
	— fermentés	
	— non fermentés.	

Fruits

Permis		Défendu
	Fruits crûs.	
	— cuits.	
	— secs	
	Melon.	

Boissons

Permis		Défendu
	Eau.	
	— bouillie.	
	— gazeuse.	
	— minérale.	
	Vin blanc.	
	— rouge.	
	— fin	
	Bière.	
	Lait.	
	Champagne.	
	Thé.	
	Café	
	Cacao, Chocolat	
	Cidre.	
	Alcools, Liqueurs	
	Bouillon dégraissé.	
	Potages maigres	
	— gras.	

Pains

Permis		Défendu
	Pain blanc de ménage.	
	Pain blanc de fantaisie.	
	Pain de seigle.	
	— sans mie.	

Desserts

Permis		Défendu
	Biscuits.	
	Gâteaux secs.	
	Pâtisserie.	
	Riz au lait	
	Œufs.	
	Crèmes aux œufs.	

Beurre, Huile	Graisse, Corps gras	Vinaigres, Condiments

Extrait du Livret de Santé de l'Enfant et de la Famille.

FEUILLE D'ORDONNANCE

Nom du malade : _______________________________

Nature de la maladie : _______________________________

Date : _______________________________

Régime imprimé au verso de cette feuille

Feuille de Régime alimentaire

Sur cette feuille, le médecin pourra déterminer le régime alimentaire du malade,
soit en biffant d'un trait les aliments défendus, soit en indiquant par un signe, dans
les colonnes réservées à cet effet, les aliments *permis* et les aliments *défendus*.

Nom du malade : .... Son âge ....

Date : .... Son poids ....

Permis	Viandes et Œufs	Défendu	Permis	Légumes	Défendu	Permis	Boissons	Défendu
	Viandes rôties.			Légumes frais.			Eau.	
	— braisées.			— secs.			— bouillie.	
	— grillées.			— en purée			— gazeuse.	
	— bouillies.			— au beurre			— minérale.	
	— à la sauce.			Pommes de terre.			Vin blanc.	
	Agneau.			Choux.			— rouge.	
	Mouton.			Oignons.			— fin	
	Veau.			Ail.			Bière.	
	Bœuf.			Lentilles.			Lait.	
	Jambon.			Haricots, Fèves.			Champagne.	
	Charcuterie.			Pois.			Thé.	
	Poulet.			Tomates.			Café	
	Pigeon.			Asperges.			Cacao, Chocolat	
	Oie.			Artichauts.			Cidre.	
	Canard.			Betteraves.			Alcools, Liqueurs.	
	Gibier à plumes.			Salsifis.			Bouillon dégraissé.	
	Lièvre.			Radis, Raves,			Potages maigres	
	Sanglier.			Oseille.			— gras.	
	Chevreuil.			Épinards.				
	Cervelle.			Carottes.				
	Ris de veau.			Pâtes, Nouilles,			**Pains**	
	Œufs coque.			Macaroni.				
	— durs.						Pain blanc de ménage.	

Permis	Poissons	Défendu	Permis	Fromages	Défendu	Permis	Pains	Défendu
	Huîtres,			Fromages frais.			Pain blanc de ménage.	
	Coquillages.			— fermentés			Pain blanc de fantaisie.	
	Poissons d'eau douce.			— non fermentés.			Pain de seigle.	
	Poissons de mer.						— sans mie.	
	Solé, Merlan, Raie.							
	Maquereau, Turbot		**Fruits**				**Desserts**	
	Harengs, Sardines.		Permis		Défendu	Permis		Défendu
	Écrevisses, Crevettes.			Fruits crûs.			Biscuits.	
	Homard,			— cuits.			Gâteaux secs.	
	Langouste.			— secs.			Pâtisserie.	
				Melon.			Riz au lait	
							Œufs	
							Crèmes aux œufs.	

Beurre, Huile	Graisse, Corps gras	Vinaigres, Condiments

Extrait du Livret de Santé de l'Enfant et de la Famille.

FEUILLE D'ORDONNANCE

Nom du malade : _______________________________________

Nature de la maladie : _________________________________

Date ____

Régime imprimé au verso de cette feuille

Feuille de Régime alimentaire

Sur cette feuille, le médecin pourra déterminer le régime alimentaire du malade, soit en biffant d'un trait les aliments défendus, soit en indiquant par un signe, dans les colonnes réservées à cet effet, les aliments *permis* et les aliments *défendus*.

Nom du malade .... Son âge ....

Date : .... Son poids ....

Viandes et Œufs

Permis		Défendu
	Viandes rôties.	
	— braisées.	
	— grillées.	
	— bouillies.	
	— à la sauce.	
	Agneau.	
	Mouton.	
	Veau.	
	Bœuf.	
	Jambon.	
	Charcuterie.	
	Poulet.	
	Pigeon.	
	Oie.	
	Canard.	
	Gibier à plumes.	
	Lièvre.	
	Sanglier.	
	Chevreuil.	
	Cervelle.	
	Ris de veau.	
	Œufs coque.	
	— durs.	

Poissons

Permis		Défendu
	Huîtres,	
	Coquillages.	
	Poissons d'eau douce.	
	Poissons de mer.	
	Sole, Merlan, Raie.	
	Maquereau, Turbot	
	Harengs, Sardines.	
	Ecrevisses, Crevettes.	
	Homard, Langouste.	

Beurre, Huile

Légumes

Permis		Défendu
	Légumes frais.	
	— secs.	
	— en purée	
	— au beurre	
	Pommes de terre.	
	Choux.	
	Oignons.	
	Ail.	
	Lentilles.	
	Haricots, Fèves.	
	Pois.	
	Tomates	
	Asperges.	
	Artichauts.	
	Betteraves.	
	Salsifis.	
	Radis, Raves.	
	Oseille.	
	Épinards.	
	Carottes.	
	Pâtes, Nouilles, Macaroni.	

Fromages

Permis		Défendu
	Fromages frais.	
	— fermentés	
	— non fermentés.	

Fruits

Permis		Défendu
	Fruits crûs.	
	— cuits.	
	— secs.	
	Melon.	

Graisse, Corps gras

Boissons

Permis		Défendu
	Eau.	
	— bouillie.	
	— gazeuse.	
	— minérale.	
	Vin blanc.	
	— rouge.	
	— fin.	
	Bière.	
	Lait.	
	Champagne.	
	Thé.	
	Café	
	Cacao, Chocolat.	
	Cidre.	
	Alcools, Liqueurs	
	Bouillon dégraissé	
	Potages maigres	
	— gras.	

Pains

Permis		Défendu
	Pain blanc de ménage.	
	Pain blanc de fantaisie.	
	Pain de seigle.	
	— sans mie.	

Desserts

Permis		Défendu
	Biscuits.	
	Gâteaux secs.	
	Pâtisserie.	
	Riz au lait	
	Œufs.	
	Crèmes aux œufs.	

Vinaigres, Condiments

Extrait du Livret de Santé de l'Enfant et de la Famille.

FEUILLE D'ORDONNANCE

Nom du malade : _______________________

Nature de la maladie : _______________________

Date _______________________

Régime imprimé au verso de cette feuille

Feuille de Régime alimentaire

Sur cette feuille, le médecin pourra déterminer le régime alimentaire du malade, soit en biffant d'un trait les aliments défendus, soit en indiquant par un signe, dans les colonnes réservées à cet effet, les aliments *permis* et les aliments *défendus*.

Nom du malade .... Son âge ....

Date : .... Son poids ....

Permis	Viandes et Œufs	Défendu	Permis	Légumes	Défendu	Permis	Boissons	Défendu
	Viandes rôties.			Légumes frais.			Eau.	
	— braisées.			— secs.			— bouillie.	
	— grillées.			— en purée			— gazeuse.	
	— bouillies.			— au beurre			— minérale.	
	— à la sauce.			Pommes de terre.			Vin blanc.	
	Agneau.			Choux.			— rouge.	
	Mouton.			Oignons.			— fin.	
	Veau.			Ail.			Bière.	
	Bœuf.			Lentilles.			Lait.	
	Jambon.			Haricots, Fèves.			Champagne.	
	Charcuterie.			Pois.			Thé.	
	Poulet.			Tomates			Café	
	Pigeon.			Asperges.			Cacao, Chocolat.	
	Oie.			Artichauts.			Cidre.	
	Canard.			Betteraves.			Alcools, Liqueurs	
	Gibier à plumes.			Salsifis.			Bouillon dégraissé.	
	Lièvre.			Radis, Raves.			Potages maigres	
	Sanglier.			Oseille.			— gras.	
	Chevreuil.			Epinards.				
	Cervelle.			Carottes.				
	Ris de veau.			Pâtes, Nouilles,			**Pains**	
	Œufs coque.			Macaroni.			Pain blanc de ménage.	
	— durs.						Pain blanc de fantaisie.	

Permis	Poissons	Défendu	Permis	Fromages	Défendu	Permis		Défendu
	Huîtres,			Fromages frais.			Pain de seigle.	
	Coquillages.			— fermentés			— sans mie.	
	Poissons d'eau douce.			— non fermentés.				
	Poissons de mer.						**Desserts**	
	Sole, Merlan, Raie.			**Fruits**			Biscuits.	
	Maquereau, Turbot						Gâteaux secs.	
	Harengs, Sardines.			Fruits crûs.			Pâtisserie.	
	Ecrevisses, Crevettes.			— cuits.			Riz au lait	
	Homard,			— secs.			Œufs.	
	Langouste.			Melon.			Crèmes aux œufs.	

Beurre, Huile	**Graisse, Corps gras**	**Vinaigres, Condiments**

Extrait du Livret de Santé de l'Enfant et de la Famille.

FEUILLE D'ORDONNANCE

Nom du malade : _______________________________

Nature de la maladie : _________________________

Date ____

Détacher la feuille en suivant le pointillé

Régime imprimé au verso de cette feuille

Feuille de Régime alimentaire

Sur cette feuille, le médecin pourra déterminer le régime alimentaire du malade,
soit en biffant d'un trait les aliments défendus, soit en indiquant par un signe, dans
les colonnes réservées à cet effet, les aliments *permis* et les aliments *défendus*.

Nom du malade _________________________ Son âge _________

Date : _________________________ Son poids _________

Viandes et Œufs

Per-mis		Dé-fendu
	Viandes rôties.	
	— braisées,	
	— grillées,	
	— bouillies.	
	— à la sauce.	
	Agneau.	
	Mouton.	
	Veau.	
	Bœuf.	
	Jambon.	
	Charcuterie.	
	Poulet.	
	Pigeon.	
	Oie.	
	Canard.	
	Gibier à plumes.	
	Lièvre.	
	Sanglier,	
	Chevreuil.	
	Cervelle.	
	Ris de veau.	
	Œufs coque.	
	— durs.	

Poissons

Per-mis		Dé-fendu
	Huîtres,	
	Coquillages.	
	Poissons d'eau douce,	
	Poissons de mer.	
	Sole, Merlan, Raie.	
	Maquereau, Turbot	
	Harengs, Sardines.	
	Écrevisses, Crevettes.	
	Homard.	
	Langouste.	

| Beurre, Huile |

Légumes

Per-mis		Dé-fendu
	Légumes frais.	
	— secs.	
	— en purée	
	— au beurre	
	Pommes de terre.	
	Choux.	
	Oignons.	
	Ail.	
	Lentilles.	
	Haricots, Fèves.	
	Pois.	
	Tomates.	
	Asperges.	
	Artichauts.	
	Betteraves.	
	Salsifis.	
	Radis, Raves,	
	Oseille.	
	Épinards.	
	Carottes.	
	Pâtes, Nouilles,	
	Macaroni.	

Fromages

Per-mis		Dé-fendu
	Fromages frais.	
	— fermentés	
	— non fermentés.	

Fruits

Per-mis		Dé-fendu
	Fruits crûs.	
	— cuits.	
	— secs.	
	Melon.	

| Graisse, Corps gras |

Boissons

Per-mis		Dé-fendu
	Eau.	
	— bouillie.	
	— gazeuse.	
	— minérale.	
	Vin blanc,	
	— rouge.	
	— fin.	
	Bière.	
	Lait.	
	Champagne.	
	Thé.	
	Café.	
	Cacao, Chocolat.	
	Cidre.	
	Alcools, Liqueurs.	
	Bouillon dégraissé.	
	Potages maigres.	
	— gras.	

Pains

Per-mis		Dé-fendu
	Pain blanc de ménage.	
	Pain blanc de fantaisie.	
	Pain de seigle.	
	— sans mie.	

Desserts

Per-mis		Dé-fendu
	Biscuits.	
	Gâteaux secs.	
	Pâtisserie.	
	Riz au lait.	
	Œufs.	
	Crèmes aux œufs.	

| Vinaigres, Condiments |

Extrait du Livret de Santé de l'Enfant et de la Famille.

NOTIONS D'HYGIÈNE

SECONDE PARTIE

L'hygiène. — L'enfant. — L'allaitement. — Première éducation. — L'habitation. — Le mobilier. — Aération et poussières. — Chauffage et éclairage. — L'alimentation. — Les principaux aliments. — Les principales boissons. — Hygiène des muqueuses et de l'épiderme. — Hygiène du vêtement. — Hydrothérapie. — Les Bains. — Massage. — Exercices physiques. — Aérothérapie. — Hygiène pendant la maladie. — Accidents. — Pansements et bandages. — Préparations usuelles. — Pharmacie de famille. — Désinfection. — Eaux minérales.

L'HYGIÈNE

L'HYGIÈNE. — L'hygiène est, d'après son sens étymologique, l'art de conserver la santé; elle embrasse toutes les méthodes et tous les moyens propres à assurer l'équilibre des organes dans la généralité des circonstances et des conditions de la vie.

Les peuples anciens l'ont pratiquée dans la mesure de leurs connaissances scientifiques; de nos jours, les découvertes de Pasteur en ont établi les règles définitives.

L'hygiène se préoccupe de l'individu et de la collectivité et se divise, par suite, en hygiène privée et en hygiène publique.

L'hygiène privée a elle-même deux divisions : la première a trait aux conditions de la vie de l'individu envisagé seul; la seconde étudie les moyens de l'immuniser contre les maladies contagieuses par les sérums et les vaccinations.

L'hygiène publique procède de la même façon, au moyen de lois et de règlements sans cesse améliorés et complétés.

Pendant ces dernières années, l'attention du gouvernement s'est portée d'une façon spéciale sur la protection de la santé publique; les lois du 15 février 1902 et du 7 avril 1903, ainsi qu'une longue suite de décrets, de circulaires et d'arrêtés ministériels ont constitué un ensemble de textes et de documents qui fixent l'organisation, la législation et la réglementation de l'hygiène générale sur le territoire de la République.

A part les attributions conférées dans chaque commune à l'autorité municipale, l'hygiène publique comporte une administration centrale, une administration départementale et une organisation spéciale pour le département de la Seine et la Ville de Paris.

L'administration centrale siégeant au ministère de l'Intérieur, comprend : 1° un comité consultatif de l'hygiène publique; 2° une direction de l'hygiène et de l'Assistance publique; 3° un comité de direction des services de l'hygiène.

Le ministère du Commerce et de l'Industrie est chargé d'appliquer les lois régissant les établissements industriels, spécialement au point de vue de la protection de l'enfance; de son côté, le ministère de l'Agriculture a dans ses attributions le service des épizooties.

L'administration départementale se compose : 1° de conseils d'hygiène présidés par les préfets ; 2° de commissions sanitaires de circonscriptions présidées par les sous-préfets.

Le Comité consultatif d'hygiène publique, reconstitué conformément à l'article 25 de la loi du 15 février 1902 et au règlement d'administration publique du 18 décembre 1902, délibère sur toutes les questions intéressant l'hygiène publique; il est divisé en trois sections, dont les attributions sont fixées de la manière suivante :

1re Section. — Salubrité générale. — Eaux potables. — Evacuation des matières usées. — Habitations. — Services d'hygiène départementaux. — Conseils d'hygiène et commissions sanitaires.

2e Section. — Epidémies. — Médecin des épidémies. — Services départementaux de désinfection. — Bureaux d'hygiène. — Vaccine. — Service sanitaire maritime.

3e Section. — Hygiène alimentaire. — Hygiène industrielle et professionnelle. — Exercice de la médecine et de la pharmacie. — Substances vénéneuses. — Sérums. — Eaux minérales.

Le Livret de santé de l'enfant et de la famille a cherché à apporter son modeste contingent de conseils et de préceptes à l'œuvre générale d'humanité qui est le plus beau titre de gloire de notre époque.

L'ENFANT

*Nettoyage de l'enfant nouveau-né. — Premier bain. — Emmaillo-
tement. — Emmaillotement français. — Habillement à l'anglaise.
— Système mixte. — Le berceau. — Comment on doit porter le
nouveau né. — Couveuse. — Gavage. — Vaccination.*

Nous passerons sous silence les soins médicaux qui doivent être donnés à
l'enfant à sa naissance ; ils sont, en effet, de la compétence exclusive du médecin.

NETTOYAGE DE L'ENFANT. — Le nouveau-né sera reçu dans des linges très
chauds, afin d'être préservé de tout refroidissement. Son corps sera ensuite
débarrassé de la couche sébacée dont il est enduit, et nettoyé avec de l'huile
d'amandes douces, de la vaseline, du cérat, du beurre frais, du jaune d'œuf ou
mieux de l'eau de Cologne.

PREMIER BAIN. — Un bain d'une température de 38 degrés sera préparé
avec de l'eau bouillie et ramenée à la température indiquée ; l'enfant y sera
plongé et on procédera à son nettoyage minutieux au moyen d'une éponge très
fine, très douce et ne contenant aucune aspérité calcaire. Après une minute, l'enfant sera retiré du bain, soigneusement et rapidement essuyé avec une flanelle
chaude, puis légèrement saupoudré d'amidon. On procédera alors à son emmaillotement.

EMMAILLOTEMENT. — Posons tout d'abord ce principe que l'enfant doit être
emmailloté de façon à ne pas être serré dans ses langes et à y conserver la
liberté de ses mouvements.

Il y a trois sortes d'emmaillotements ; nous allons les décrire aussi clairement
que possible en nous aidant de figures.

EMMAILLOTEMENT FRANÇAIS. — 1° La partie supérieure du corps est revêtue
d'une petite chemise de toile dont les manches ont été introduites au préalable
dans celles d'une brassière de flanelle ou de tricot de laine ; une brassière de
piqué, passée en même temps ou après, complète les trois objets nécessaires.
L'enfant est alors placé sur le ventre, et les pièces de l'habillement, qui s'ouvre
sur le dos, sont réunies et fixées au moyen de cordons et d'épingles de nourrice, de façon à croiser suffisamment.

2° Le bas du corps est entouré d'une couche de toile usagée, pliée en forme
de triangle, et dont la pointe est ramenée entre les jambes qui demeurent ainsi
séparées. Un double lange, formé d'une pièce de laine et d'une pièce de coton,
est enroulé autour du corps, à la hauteur du dessous de bras, et fixé au moyen
d'épingles de nourrice. La partie inférieure des langes, qui retombera à

25 ou 30 centimètres environ du dessous des pieds, sera laissée libre ou repliée et fixée à la hauteur de la ceinture. Les membres inférieurs devront s'y mouvoir à l'aise. Un fichu léger, croisant sur la poitrine et légèrement noué, termine l'habillement.

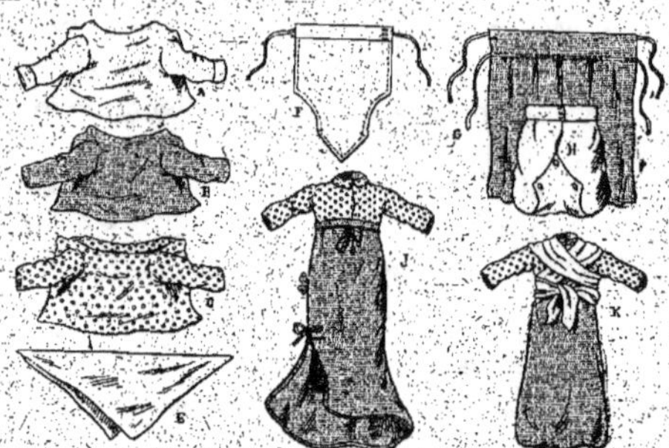

A. B. C, Brassières à superposer. — E. Couche. — F. Culotte. — G. et H. Culotte fermée et lange qui la recouvrira. — J. Le même lange entourant le corps et non fermé à la base. — K. Emmaillotement terminé.

HABILLEMENT A L'ANGLAISE. — L'habillement ainsi dénommé se compose d'une culotte de flanelle, qui double la couche, et d'une longue robe de flanelle à ouvertures de manches; il est complété par une robe de piqué, légèrement plus longue que la robe de dessous, et pourvue de manches et d'une ceinture souple en même étoffe.

SYSTÈME MIXTE. — L'usage de l'habillement à l'anglaise, pendant la journée, et de l'emmaillotement français, pendant la nuit, constitue le système mixte; c'est celui que nous conseillons d'employer.

BERCEAU. — Le berceau est le lit du bébé; il est préférable de le choisir de construction telle qu'elle ne permette pas le berçage, qui est une mauvaise habitude donnée aux enfants pour s'endormir, et qui a, en outre, ce double inconvénient de faire perdre un temps utile aux mamans et de nuire au nouveau-né en exposant son cerveau à des trépidations dangereuses.

Le lit de l'enfant doit être métallique et à claire-voie, pour être plus facilement nettoyé; il sera garni d'une simple paillasse de varech, recouverte d'une seconde paillasse de balle d'avoine ou de fougère, qu'il est indispensable de changer aussitôt qu'elle prend de l'odeur. Un lange de coton plié en quatre, un feutre absorbant ou une peau d'agneau, garnie de sa laine, seront placés sous le drap inférieur et nettoyés, s'il y a lieu, chaque fois que l'enfant quittera son lit.

L'oreiller, peu épais, sera en crin et non en plumes. La plume favorise la transpiration et échauffe la tête du bébé.

Le berceau sera placé dans un angle de la chambre, au niveau du lit de la mère ou de la nourrice, et muni de rideaux légers destinés à protéger l'enfant contre la lumière trop vive et les courants d'air ; ces rideaux n'entoureront que partiellement le berceau, de façon à ne pas gêner l'accès de l'air.

L'enfant sera couché à contre-jour, la tête basse et sans bonnet. En hiver, les couvertures seront légères et suffisantes seulement à entretenir la chaleur sans amener la transpiration.

Si l'on réchauffe le berceau avec des bouillottes, on aura soin de les placer assez loin de l'enfant pour éviter les brûlures, et on veillera à ce qu'elles soient hermétiquement fermées.

On utilise quelquefois des paniers-berceaux, dits Moïse, pendant les premiers jours du nouveau-né, pour le déposer sur le lit de la nourrice ; il convient de ne jamais laisser le Moïse sur le plancher où il pourrait être exposé à des chocs ou à la visite d'un animal.

Disons pour terminer que, pendant sa première année, l'enfant ne doit jamais coucher avec ses parents ou avec sa nourrice ; l'interdiction de cette pratique dangereuse est absolue.

COMMENT ON DOIT PORTER LE NOUVEAU-NÉ. — Pendant les premiers mois, l'enfant sera porté horizontalement sur les bras de la nourrice formant berceau ; la tête reposera à la hauteur du coude et la partie inférieure du corps sera maintenue en légère déclivité.

Un grand nombre d'enfants contractent des attitudes vicieuses et supportent des développements anormaux des membres par le fait de l'ignorance ou de l'égoïsme des nourrices qui, pour se donner moins de peine, tiennent le nouveau-né assis sur l'un de leurs bras.

COUVEUSE. — L'enfant né avant terme et l'enfant malingre ont besoin de vivre, pendant les premiers mois de leur existence, dans une atmosphère d'une température constante voisine de 32 degrés. Pour obtenir ce résultat, on les place dans une couveuse, sorte d'étuve le plus souvent en bois, qui porte à sa partie supérieure une glace à travers laquelle on peut surveiller le bébé. On introduit, dans la partie inférieure, des boules d'eau chaude dont l'une d'elles est changée toutes les deux heures ; une éponge imbibée d'eau et un thermomètre sont placés au niveau de l'ouverture faisant communiquer les deux compartiments. L'éponge est destinée à maintenir l'air de la couveuse dans un état hygrométrique constant ; une légère ouverture ménagée dans la partie supérieure de l'appareil permet l'échappement de l'air chaud.

Les enfants nés avant terme sont laissés dans la couveuse jusqu'à ce qu'ils aient atteint l'âge fœtal maximum ; les enfants malingres y séjournent tant qu'ils ne semblent pas assez robustes pour vivre à l'air libre. On ne les en sort qu'au moment de la tétée ou du gavage.

Les résultats obtenus par l'emploi de la couveuse sont très importants ; avant son adoption, les enfants d'un poids au-dessous de 2 000 grammes mouraient dans les proportions de 66 p. 100 ; aujourd'hui, leur mortalité s'est abaissée à 3,6 p. 100.

GAVAGE. — Le nouveau-né dont le développement est insuffisant, par suite d'une naissance avant terme ou pour toute autre cause, est alimenté au moyen du gavage. On le pratique avec une sonde en caoutchouc de la grosseur d'un porte-plume et d'une longueur de 15 à 20 centimètres (Sonde Nélaton n° 16). L'enfant étant étendu la tête en arrière, on glisse le long de la langue le tube préalablement enduit d'huile bien fraîche ; on l'engage ensuite dans l'œsophage d'où il s'introduit dans l'estomac. Un entonnoir de la contenance d'un verre à Bordeaux est adapté à la partie supérieure de la sonde et l'on y verse, par petites portions, la quantité de lait indiquée par le médecin. L'opération terminée, on retire rapidement l'appareil et on le conserve dans de l'eau bouillie additionnée de bicarbonate de soude.

VACCINATION. — L'enfant sera vacciné quelques jours après sa naissance, lorsqu'on se trouvera en présence d'une épidémie. Dans les conditions normales, il est préférable d'attendre la fin du premier mois.

La vaccination et la revaccination publiques sont pratiquées exclusivement avec le vaccin animal. Celui-ci ne doit provenir que des instituts publics ou de leurs succursales, ou d'instituts vaccinogènes privés, placés sous le contrôle de l'Etat.

L'article 6 de la loi du 15 février 1902 est ainsi conçu :

La vaccination antivariolique est obligatoire au cours de la première année de la vie, ainsi que la revaccination au cours de la onzième et de la vingt et unième année.

Les parents ou tuteurs sont tenus personnellement de l'exécution de ladite mesure.

Toute contravention à cet article entraîne des poursuites devant le tribunal de simple police.

La circulaire ministérielle du 7 août 1903 s'applique à faire ressortir le haut intérêt social auquel répond l'obligation de la vaccination et de la revaccination.

Plusieurs pays étrangers nous ont depuis longtemps devancés dans la voie de l'obligation vaccinale, et les mesures qu'ils ont prises à cet égard leur ont permis de s'affranchir presque absolument des atteintes de la variole.

Pendant ce temps, la même maladie continue à faire tous les ans de nombreuses victimes en France, malgré la pratique de la vaccination obligatoire dans l'armée, et ailleurs de la vaccination volontaire, de plus en plus répandue, mais insuffisante pour écarter définitivement de nos populations des manifestations épidémiques qui constituent pour elles une menace permanente.

L'exacte application du principe édicté par l'article 6 de la loi du 6 février 1902 doit permettre de remédier désormais à cette situation, en assurant à notre pays une des ressources les plus incontestées de la science médicale : elle se traduira, comme nous l'a prouvé l'exemple des autres pays, par une diminution appréciable de la mortalité et de la morbidité générales.

L'ALLAITEMENT

Allaitement donné par la mère. — Nourrice mercenaire. — Heure des tétées. — Précautions hygiéniques. — Hygiène de la nourrice. — Selles de l'enfant. — Allaitement artificiel. — Stérilisation du lait. — Le bon lait. — Règlement de l'alimentation artificielle. — Biberon. — Aliments de l'enfant à partir de deux ans. — Allaitement mixte. — Sevrage. — Le sommeil. — Soins de propreté. — Bains. — Promenades. — Le hochet. — Le strabisme des nouveaux-nés. — Maladies des enfants. — Un bon conseil. — Le thermomètre. — Pèse-bébé.

ALLAITEMENT DONNÉ PAR LA MÈRE. — L'allaitement donné par la mère est, sans contredit, le meilleur de tous, et il est le plus naturel pour la mère et pour l'enfant. Il évite à la mère les engorgements des seins et de l'utérus, et toutes les maladies qui peuvent en être la conséquence; il donne à l'enfant un aliment de choix adapté à son âge et à ses besoins.

Une femme jeune, bien constituée et n'ayant pas eu de maladies graves, doit nourrir son enfant; cependant, avant de prendre une décision à ce sujet, elle se soumettra à l'examen du médecin de la famille.

Dix à douze heures après l'accouchement, la mère commencera à donner le sein à l'enfant; si le bout du sein n'est pas assez allongé, on remédiera à cet inconvénient au moyen de bouts de sein artificiels. Quelquefois, le lait tarde à monter; que la mère ne se décourage pas et qu'elle continue à offrir le sein, la nature aura vite fait de remédier à ce retard.

NOURRICE MERCENAIRE. — Quand la mère sera dans l'impossibilité de nourrir, il y aura lieu de confier l'enfant à une nourrice mercenaire.

La nourrice qui devra être préférée est celle qui est âgée de 20 à 30 ans, et qui a déjà eu plusieurs enfants dont le dernier est âgé de deux à trois mois seulement. Nous conseillons de ne pas attendre au dernier moment pour commencer les recherches, afin d'être à même de s'entourer de renseignements complets, et de pouvoir fixer son choix en toute connaissance de cause. Il demeure, bien entendu, que la nourrice devra être examinée par le médecin de la famille.

HEURES DES TÉTÉES. — On donnera le sein à l'enfant toutes les deux heures le jour; la nuit les tétées seront espacées de cinq à six heures, et l'enfant ne devra jamais être réveillé.

Les tétées se feront alternativement aux deux seins.

Les deux premiers mois, la nourrice donnera à son nourrisson dix tétées d'environ 60 grammes chacune; le troisième et le quatrième mois, huit à neuf tétées de 70 à 80 grammes; de cinq à huit mois, sept tétées de 90 à 100 grammes. A partir de huit mois, l'enfant bien portant pourra digérer chaque jour une petite bouillie très cuite, remplaçant une tétée, jusqu'à l'époque du sevrage.

Le sevrage, c'est-à-dire la suppression du lait de femme dans l'alimentation de l'enfant, ne s'effectuera pas avant le douzième mois, et jamais pendant les fortes chaleurs de l'été. Il est nuisible pour la mère et inutile pour l'enfant de prolonger l'allaitement après dix-huit mois. On arrivera à sevrer l'enfant en remplaçant chaque jour une ou deux tétées par des biberons de lait d'animal stérilisé ; puis, graduellement, on supprimera complètement les tétées et, si besoin est, on éloignera l'enfant de la nourrice par l'application, sur le bout des seins, d'un principe amer tel que : quassia-amara, gentiane, lupulin ou aloès.

Après le sevrage, l'alimentation sera conduite comme nous l'indiquons plus loin à l'article *Allaitement artificiel*.

RÉGULARITÉ DES TÉTÉES. — Il est important de donner le sein à l'enfant à des intervalles réguliers ; il faut, en effet, que la nourrice ait le temps de produire le lait et l'enfant celui de le digérer. L'estomac du nourrisson s'accoutumera d'ailleurs très vite à la régularité.

PRÉCAUTIONS HYGIÉNIQUES. — Avant et après chaque tétée, la nourrice aura soin de se laver les bouts de sein avec de l'eau de Vichy, ou, plus simplement, avec de l'eau bouillie additionnée de bicarbonate de soude.

HYGIÈNE DE LA NOURRICE. — La nourrice évitera les émotions, les fatigues excessives et fera chaque jour une promenade hygiénique sans course rapide. Son alimentation sera abondante et régulière ; elle comprendra des féculents, des viandes choisies, des légumes et des fruits cuits dans le but d'éviter la constipation. La boisson la plus recommandable pour la nourrice est, le lait dont elle devrait faire une consommation quotidienne de deux litres, à moins qu'il n'ait des effets diurétiques trop marqués ; en second lieu, nous indiquerons la bière pasteurisée et non alcoolisée.

SELLES DE L'ENFANT. — La nourrice surveillera avec attention les selles de l'enfant ; la constipation du nourrisson est le plus souvent l'indice d'une alimentation insuffisante, et la diarrhée celui d'une alimentation trop abondante.

ALLAITEMENT ARTIFICIEL. — L'allaitement artificiel se fait avec du lait d'animal : vache, chèvre ou ânesse.

Le lait de vache est le plus commun et le plus employé, mais le lait d'ânesse se rapproche le plus de celui de la femme. Le lait de chèvre est supérieur à celui de la vache et, dans les grandes villes, il doit lui être préféré ; on sait que les chèvres sont réfractaires à la tuberculose, dont les vaches séjournant dans les villes sont très souvent atteintes.

On fait boire l'enfant à la cuillère, à la timbale, et surtout au biberon.

L'allaitement artificiel, qu'il se fasse au lait de vache, d'ânesse ou de chèvre, doit toujours être précédé de la stérilisation.

STÉRILISATION DU LAIT. — Le lait est stérilisé de deux façons : par la stérilisation absolue à 120° faite par l'industrie, et par la stérilisation à une température de 100° environ, faite dans les familles, au moyen d'appareils pratiques et peu coûteux qui ne sont, à proprement parler, que des *bains-marie*. Le lait stérilisé par l'industrie doit être employé toutes les fois que l'on n'est pas sûr de la bonne qualité du lait fourni; on aura soin de le passer au bain-marie avant le débouchage, afin de dissoudre les grumeaux de beurre qui s'y seraient formés.

LE BON LAIT. — Nous devons dire que le préjugé qui consiste à croire que le lait de Paris est toujours mauvais constitue une erreur et une injustice; il y existe des maisons spéciales, placées sous le contrôle des hommes de l'art, où l'on peut se procurer du lait de première qualité provenant de bêtes saines et bien nourries. Son prix est élevé, mais il offre toutes les garanties désirables, et c'est encore faire une économie que de le payer cher.

RÈGLEMENT DE L'ALIMENTATION ARTIFICIELLE. — L'alimentation artificielle au lait stérilisé sera réglée comme nous allons l'indiquer :

Premier mois. — Biberon de 100 grammes, composé de deux tiers d'eau bouillie tiède et d'un tiers de lait.

Deuxième mois. — Biberon de 125 grammes, composé par moitié d'eau bouillie tiède et de lait.

Troisième mois. — Biberon de 150 grammes composé de deux tiers de lait et d'un tiers d'eau bouillie tiède.

Quatrième mois. — Biberon de 150 grammes, composé d'un quart d'eau bouillie tiède et de trois quarts de lait.

Cinquième mois. — Lait pur si l'enfant est fort.

La température du liquide contenu dans le biberon doit être de 35 à 40°.

Le biberon sera présenté à l'enfant toutes les deux heures pendant la journée s'il digère bien, et toutes les trois heures si les digestions sont longues. Le premier sera donné à 5 heures du matin et le dernier à 11 heures du soir.

Vers le huitième mois, on remplacera chaque jour une tétée par une bouillie légère bien cuite, que l'on variera souvent pour éviter le dégoût. (*Phosphaline Falières*, farines lactées, panades.) Au dixième mois, si l'enfant est robuste, on donnera deux bouillies; au onzième mois, on ajoutera un jaune d'œuf à l'une des bouillies et, vers le quinzième mois, l'alimentation sera peu à peu complétée par des cervelles, des jus de viande et des purées de féculents.

BIBERON. — Le meilleur biberon est celui qui est le plus simple. Il est constitué par une fiole de verre bien trempé complètement unie à l'intérieur; il est coiffé d'une tétine en caoutchouc, et sa contenance varie entre 150 et 200 grammes.

Quel que soit le biberon choisi, il ne devra jamais comporter de tube de verre ou de caoutchouc, et se composera simplement de ces trois pièces : une fiole, une soupape à prise d'air, une tétine. La nourrice prévoyante aura toujours chez elle deux biberons : l'un en service et l'autre prêt à remplacer le premier en cas d'accident.

Avant chaque tétée, le biberon entier sera soigneusement rincé à l'eau bouillie ou mieux à l'eau bouillie additionnée par litre d'une cuillerée à café de bicarbonate de soude. Après la tétée, le biberon sera entièrement vidé et nettoyé de nouveau, comme avant l'usage. On laissera tremper la sucette dans de l'eau de Vichy ou de Vals, renouvelée à chaque immersion.

Si l'enfant accepte difficilement de téter au biberon, on choisira une tétine bien percée, à prise d'air, et l'on veillera à ce que le lait soit tiède et non trop chaud ou trop froid. La meilleure température est celle qui varie entre 35 et 40°, comme nous l'avons déjà dit.

Dès que la tétine aura pris de l'odeur, on la rejettera et on la remplacera par une nouvelle, qui sera plongée pendant quelque temps dans la solution bicarbonatée.

ALIMENTS DE L'ENFANT A PARTIR DE DEUX ANS. — A partir de deux ans, et jusqu'à quatre ans, on donnera à l'enfant quatre repas par jour :
coque, tasse de lait.

Premier repas vers 7 heures du matin : Pain, bouillie légère, *Phosphatine Falières*, farines lactées, œuf à la coque, tasse de lait.

Deuxième repas vers 11 heures : Pain, cervelle ou poisson frais, purée de pommes de terre, de lentilles ou de pois, viandes blanches coupées menu, tasse de lait.

Troisième repas vers 4 heures : Tartine de beurre, de miel ou de confitures, tasse de lait.

Quatrième repas vers 7 heures : Bouillie, œufs à la coque, tasse de lait.

On aura soin de varier autant que possible les menus des repas, pour exciter l'appétit des enfants par la diversité des mets qui leur seront présentés. La balance vérifiera la valeur de l'alimentation, l'augmentation ou la diminution du poids du corps, et elle fournira ainsi les données les plus précises pour surveiller l'état de la santé. A ce sujet, nous renvoyons nos lecteurs aux tableaux et aux graphiques qui forment la première partie de cet ouvrage.

Après quatre ans, l'enfant mangera les mêmes aliments que ses parents.

ALLAITEMENT MIXTE. — On appelle allaitement mixte celui dans lequel l'allaitement au sein est combiné avec l'allaitement artificiel. De l'avis de la plupart des spécialistes c'est, pendant les six premiers mois de la vie, le procédé d'allaitement le plus dangereux, pour cette double raison qu'il donne à l'enfant des aliments de composition différente et de digestion compliquée.

SEVRAGE. — Le sevrage des enfants élevés au biberon se fait plus facilement que celui des enfants élevés au sein. Le lait de la femme est, en effet, plus léger que celui de la vache, et la différence entre le lait de la nourrice et la nourriture donnée après le sevrage est, par conséquent, plus grande.

Il est utile de procéder au sevrage par transition, c'est-à-dire d'habituer l'enfant, vers son huitième mois, à prendre quelques bouillies légères. C'est la théorie d'Hippocrate, qui affirmait que les enfants qui mangent en même temps qu'ils têtent sont plus facilement sevrés que les autres.

En tenant compte de ce que nous avons déjà dit à l'article *Heure des tétées*, la meilleure époque pour le sevrage nous paraît être la période assez longue qui s'écoule entre l'apparition de la sixième dent et la première des incisives latérales inférieures. La date d'évolution des dents n'étant point absolue, il n'est guère possible d'indiquer une époque précise pour le sevrage. Nous devons nous contenter d'émettre l'avis qu'il ne doit pas être fait avant la sortie complète des dents incisives médianes inférieures, et celle des dents incisives médianes et latérales supérieures.

Après le sevrage, la nourrice supprimera complètement la montée du lait par des purgatifs légers, et surtout par la compression permanente des seins. (Voir *Bandage.*)

SOMMEIL. — Pendant le premier mois de son existence, en dehors du temps des tétées, du bain, de la toilette et de la promenade, l'enfant sera longuement laissé au lit, la tête basse et couché sur le côté droit. Comme règle générale, le sommeil de l'enfant sera respecté; cependant, on n'hésitera pas à le réveiller, lentement et progressivement, à l'heure de la promenade quotidienne : le sommeil interrompu sera vite repris au dehors.

SOINS DE PROPRETÉ. — Chaque fois que l'enfant sera mouillé ou sali, ses langes seront immédiatement changés, on le lavera avec une éponge mouillée d'un peu d'eau tiède; on l'essuiera avec un linge de toile fine, et on le saupoudrera de poudre d'amidon ou de talc.

Laisser l'enfant en contact avec ses déjections, c'est l'exposer à des éruptions et même à des ulcérations qui doivent être évitées avec de l'attention. Dès ses premiers mois, l'enfant sera habitué à la propreté; à cet effet, on lui présentera le vase ou la cuvette à des intervalles très rapprochés, puis plus espacés à mesure qu'il grandira et que ses organes se seront fortifiés.

BAINS. — Le bain délasse et nettoie. Les enfants seront baignés tous les jours ou tous les deux jours dans une eau pure, dont la température sera de 25 à 30° en été, et de 35 à 38° en hiver. La durée du bain sera de trois minutes environ. Pendant le bain, et pendant que l'enfant sera déshabillé et revêtu, on aura soin de veiller à ce que les portes et les fenêtres soient bien fermées et ne laissent pénétrer aucun courant d'air. A sa sortie du bain, l'enfant sera enveloppé dans une couverture de laine chaude et frictionné.

Le bain sera donné le matin, deux heures après le repas.

PROMENADES. — L'enfant a besoin d'air, de lumière et de soleil, qui sont trois agents de purification et d'énergie; son instinct le lui fait comprendre, et il manifeste par des mouvements joyeux le sentiment de bien-être qu'il éprouve au grand air. La première sortie aura lieu vers le vingtième jour en été, et vers le milieu du second mois en hiver.

Cette première sortie sera de peu de durée; l'enfant sera progressivement entraîné à de longues stations au grand air.

En été, il sortira deux fois par jour : le matin et l'après-midi; en hiver, la promenade du matin sera supprimée, et l'on profitera longuement des meilleures heures de l'après-midi.

Par les temps de pluie, de brouillard et de froid rigoureux, l'enfant restera à la maison dans une pièce qui aura été aérée.

Les voitures employées pour la promenade offrent de nombreux avantages : elles évitent à la nourrice la fatigue de porter l'enfant, et elles permettent à celui-ci un sommeil calme et réparateur au grand air. La capote relevée de la voiture et des rideaux légers préserveront l'enfant, pendant le sommeil, des courants d'air, de l'air trop vif et de la chaleur du soleil.

LE HOCHET. — Le hochet est un petit appareil de matière dure que l'on donne à l'enfant pendant le travail de la dentition pour qu'il le porte à la bouche et le presse entre les gencives. Les poussières et les mauvais germes peuvent s'y accumuler avec la plus grande facilité, surtout lorsqu'il est composé d'un manche ouvragé et d'un récipient contenant des grelots. Nous conseillons de le remplacer par un simple anneau d'ivoire qu'on nettoiera chaque soir avec de l'eau additionnée, par verre, d'une cuillerée à café de bicarbonate de soude.

On s'abstiendra de donner aux nourrissons des bâtons de racine de guimauve en guise de hochet. La guimauve dissout dans la salive un mucilage qui nuit à l'estomac de l'enfant; de plus, au bout de quelques heures, elle fermente au contact de l'humidité et devient le siège de végétations de parasites cryptogamiques dont l'absorption peut provoquer des troubles gastro-intestinaux et même le muguet.

LE STRABISME DES NOUVEAU-NÉS. — Pendant les premières semaines de la vie, le nouveau-né tourne parfois les yeux de telle façon qu'on pourrait croire qu'il louche. On ne s'inquiétera pas de cette anomalie qui n'a aucune importance et qui se corrigera d'elle-même. Cependant, on évitera, pendant les promenades, l'usage des coiffures dont la visière se rabattrait trop bas sur le front et qui risquerait ainsi de déformer le regard.

MALADIES DES ENFANTS. — L'enfant est soumis à de nombreuses maladies : affections de l'appareil digestif, affections de l'appareil respiratoire, fièvres éruptives, indispositions de toute sorte.

Il nous semble inutile et dangereux d'en indiquer ici les symptômes, que la mère ou la nourrice sont toujours inhabiles à bien distinguer et à bien apprécier. A plus forte raison, nous abstiendrons-nous de conseiller une médication ; le meilleur des remèdes peut, en effet, devenir dangereux lorsqu'il est appliqué au hasard et sans diagnostic préalable.

UN BON CONSEIL. — Notre conseil — et notre *bon* conseil, pouvons-nous dire, — est celui-ci :

Dès que l'enfant est malade, faites appel sans perdre une minute aux soins du médecin, qui est seul compétent. Mandez-le sans hésitation, en vous souvenant qu'il vaudrait mieux le faire venir inutilement si l'enfant n'a rien de sérieux, que de l'appeler trop tard lorsque la maladie aurait déjà eu le temps de se développer.

LE THERMOMÈTRE. — En général cependant, la mère ne devra s'inquiéter que lorsque la température du corps de l'enfant subira des variations importantes au-dessus ou au-dessous de la moyenne. Aussi, toute famille doit-elle posséder un thermomètre médical et savoir s'en servir. (Voir, dans la première partie du livre : *Instructions sur le thermomètre.*)

PÈSE-BÉBÉ. — Le pèse-bébé, au moyen duquel on prend commodément le poids des enfants, est constitué par une balance dont l'un des plateaux est remplacé par une corbeille de forme spéciale.

Pour procéder rapidement, on place préalablement, sur le plateau libre, les poids que l'on juge nécessaires à l'opération ou ceux de la dernière pesée. Cela fait, on dépose dans la corbeille l'enfant enveloppé nu dans un lange et la tête appuyée sur un coussin. Le lange et le coussin resteront dans la corbeille ; la tare en sera faite une fois pour toutes et défalquée, bien entendu, du poids total obtenu.

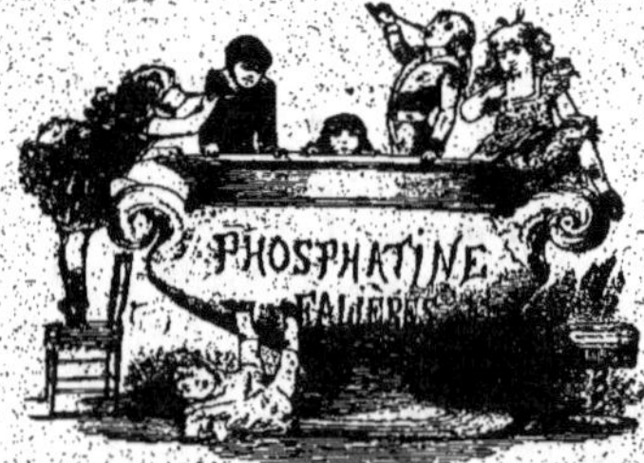

PHOSPHATINE FALIÈRES

Aliment le plus agréable et le plus recommandé pour les enfants, dès l'âge de 6 à 7 mois, surtout au moment du sevrage et pendant la période de croissance. Il facilite la dentition et assure la bonne formation des os.

PREMIÈRE ÉDUCATION

Conseils généraux. — La marche. — La voix. — Influences morales.
Première instruction. — Jouets.

CONSEILS GÉNÉRAUX. — Les préceptes d'hygiène, qui forment la seconde partie du *Livre de Santé*, répondent à une préoccupation constante des parents que nous pouvons résumer sous cette forme : comment élever l'enfant et le bien élever ?

Le père et la mère ont, en effet, des devoirs d'ordre physique et d'ordre moral à remplir vis-à-vis de leurs enfants. Les devoirs d'ordre physique consistent dans l'hygiène qui assure l'harmonie des organes et dans les soins de toute sorte qui modifient, atténuent ou guérissent le mal.

Les devoirs d'ordre moral s'appliquent à l'éducation, à l'instruction et à la prévoyance.

Notre livre est trop spécial pour que nous puissions nous appesantir longuement sur ces dernières questions, quel que soit le désir que nous en ayons. Nous nous bornerons à dire que l'éducation de l'enfant doit être entreprise sans retard et poursuivie, à mesure qu'il grandit, par la parole, par le raisonnement et par l'exemple. La vertu n'est qu'une habitude, une sorte de pente sur laquelle l'enfant glissera naturellement lorsqu'on l'y aura placé.

L'enseignement primaire est la base de la bonne instruction ; il se complète par les études spéciales suivant les aptitudes et la situation.

La prévoyance consiste à assurer l'avenir de l'enfant par l'économie dont il reçoit le salutaire exemple. Les progrès de la mutualité, les caisses de retraite et les combinaisons des grandes Compagnies d'assurance françaises permettent de constituer facilement à chaque enfant un capital proportionné aux ressources de la famille.

Par une ingénieuse combinaison, plusieurs municipalités ont trouvé le moyen de remettre un livret de caisse nationale de retraite pour la vieillesse à tous les enfants pauvres qui naissent dans leur commune.

C'est un exemple que nous soumettons aux familles. Tout enfant devrait être, à sa naissance, propriétaire d'un livret de caisse d'épargne, d'un livret de retraite ou d'un contrat d'assurance.

LA MARCHE. — Lorsque l'enfant sentira que la force de ses jambes est suffisante à le faire mouvoir, il se chargera seul de son apprentissage et marchera de lui-même naturellement et progressivement.

Il convient de proscrire les appareils destinés à permettre à l'enfant de se tenir debout; il suffit de le placer sur un tapis épais qui sera battu, brossé et aéré.

L'enfant commencera peu à peu à se tenir sur les quatre membres; il marchera ensuite courbé en deux et avec l'aide des mains; puis il se lèvera et marchera seul en s'appuyant aux meubles et aux mûrs. La main de la nourrice sera le seul aide qu'il réclamera et dont il se passera très vite. Son propre instinct lui aura fait trouver les exercices progressifs destinés à mettre en jeu ses muscles, et à fortifier son organisme.

Quand l'enfant marchera seul, il sera utile de lui faire porter un bourrelet, pour protéger sa tête des chutes accidentelles, et on veillera à ne rien laisser de dangereux à sa portée : épingles, aiguilles, ciseaux, couteaux, objets coloriés. On aura soin également d'entourer les cheminées d'un grillage haut de 60 centimètres, et assez solidement fixé à ses parois pour qu'il ne puisse être renversé.

La voix. — L'âge auquel l'enfant parle n'a rien de bien fixe. Quelques enfants commencent à bégayer à six mois, tandis que d'autres ne parlent qu'à vingt mois, et même plus tard. Les raisons de la précocité ou du retard de la parole échappent à l'examen.

Si les mères désirent que leurs enfants aient un timbre de voix agréable, exempt de zézaiement, de grasseyement et d'accent de terroir, elles veilleront à ce que les nourrices, les domestiques et les personnes qui les entourent n'aient aucun de ces défauts trop facilement transmissibles et trop difficilement modifiables. Pour arriver à corriger le *grasseyement*, M. Crosti, l'éminent professeur de chant du Conservatoire, recommande de faire prononcer très vite, sur toutes les notes de la gamme, les consonnes : *ta, da, ga, da, ta, da, ga, da, la,* puis *té, dé, gué,* etc., et ainsi de suite sur *é,* sur *i,* sur *o,* sur *ô,* sur *u* et sur *ou.*

Le *zézaiement* provient de ce que, en formant les consonnes : *s, g, j* et les *cha, che,* etc., on place la langue entre les dents. Pour modifier ce défaut, M. Crosti fait prononcer très souvent à pleine voix et avec les dents serrées, pour empêcher la langue de s'y glisser, des *cha, che,* etc., et les lettres *c, s, g* et *j,* en leur donnant leur nom *ce, ess, gé* et *ji.*

Mackensie conseille de faire chanter aux jeunes enfants un petit nombre d'airs d'une étendue limitée. On établit ainsi, dit-il, la conscience de la voix, c'est-à-dire la relation existant entre l'oreille et les muscles du larynx.

Influences morales. — Les parents agiront vis-à-vis des enfants avec calme, avec fermeté, avec persistance.

L'enfant est un petit être imparfait, mais à qui rien n'échappe; son intelligence commence à se développer dès les premiers jours de son existence et se trouve préparée à recevoir les principes élémentaires — presque matériels, pourrions-nous dire, — de l'éducation. Il ne les comprend pas encore, mais il est déjà apte à les subir.

Cherchez donc à habituer machinalement les enfants, dès leur plus bas âge, à la régularité, à la propreté, à l'obéissance et au calme. NE LES FRAPPEZ JAMAIS; en outre qu'ils sont une pratique barbare, les coups, donnés sans ménagement dans un moment de mauvaise humeur ou de nervosité, peuvent avoir une répercussion dangereuse sur l'organisme tout entier et, en particulier, sur le cerveau et la vessie.

Défendez également aux nourrices et aux bonnes de narrer aux enfants les histoires coutumières de revenants, de loups-garous et de sorciers, dont le souvenir engendrerait chez eux des terreurs maladives, en même temps qu'il fausserait leurs jeunes esprits. Racontez-leur plutôt, dès qu'ils seront en âge de les comprendre, des historiettes très simples dont le sujet sera la charité, l'amour du prochain, la vérité, la régularité, l'ordre et le travail observés et récompensés.

Cela suffira et ne troublera pas le sommeil.

LA PREMIÈRE INSTRUCTION. — La première instruction doit être donnée à l'enfant sous une forme récréative, sans fatigue pour l'esprit. On se contentera d'éveiller peu à peu son intelligence par l'exemple, l'observation et l'explication, et on se gardera de le soustraire, avant l'âge de 6 ou 7 ans, aux jeux et aux exercices nécessaires à son développement physique.

Le travail est une application des forces qui produit la fatigue; en conséquence, tout effort intellectuel est dangereux pour l'enfant, lorsqu'il est prématuré.

JOUETS D'ENFANT. — Les jouets dangereux sont :

1° Les jouets à bon marché coloriés avec des dérivés de l'aniline, souvent arsenicaux et susceptibles de causer des empoisonnements chez les jeunes enfants qui les portent à la bouche.

2° Les jouets mécaniques, actionnés par la vapeur et pouvant faire explosion;

3° Les jouets dans la confection desquels on utilise des explosifs, même très faibles, tels que les amorces et les capsules.

Nous rangeons dans la catégorie des bons jeux :

1° Ceux qui développent les muscles, comme le cerceau, les quilles, le ballon, le volant, le lawn-tennis, le jeu de barres, le crocket, le jeu de boules, etc.

2° Ceux qui développent l'adresse manuelle, tels que les jeux de menuiserie, d'architecture, de découpage et de construction;

3° Ceux qui instruisent sans effort intellectuel, comme la reconstitution de cartes géographiques, de monuments, d'épisodes historiques au moyen de cubes de bois;

4° Ceux qui habituent l'esprit au raisonnement et à la réflexion, comme les jeux de dames, de dominos et de jacquet;

5° Ceux qui forment ou développent le sens artistique, comme les appareils photographiques, les boîtes à musique, les phonographes et les nécessaires de dessin.

L'HABITATION

Conseils généraux. — Chambre à coucher hygiénique. — Fenêtres. — Cheminées. — Murs. — Alcôves. — Lit. — Literie. — Parquet. — Tapis. — Rideaux et portières. — Chauffage. — Danger des animaux dans l'appartement. — Danger des fleurs et des fruits. — Moustiques, mouches et autres insectes. — Chambre de l'enfant. — Meubles de l'enfant. — Table de l'écolier.

CONSEILS GÉNÉRAUX. — C'est au commencement du XVIII° siècle que le confortable apparaît dans les maisons particulières sans, toutefois, que l'on s'y conforme d'une façon rationnelle aux règles de l'hygiène qui est une des plus précieuses conquêtes de notre époque.

L'influence de l'habitation sur la santé est considérable. Les statistiques démontrent que les maladies contagieuses frappent surtout les habitants des logements insalubres ; et, dans les grandes villes, les épidémies de variole, de choléra et de fièvre typhoïde naissent et se développent à l'aise dans les quartiers où la population est dense, dans les maisons où souvent une famille nombreuse n'occupe qu'une seule pièce. C'est au milieu de ces agglomérations privées de toute hygiène, que l'on rencontre le plus grand nombre de tuberculeux, de scrofuleux et d'anémiés.

Un hygiéniste a dit avec raison que Paris conserverait chaque année 20 000 individus enlevés par la phtisie, si le problème des habitations ouvrières hygiéniques à bon marché était résolu.

La maison doit être située dans un endroit sec et à l'abri des vents du Nord et de l'Ouest, froids ou humides ; l'idéal serait qu'elle fût isolée et munie de fenêtres sur ses quatre faces ; mais, à Paris et dans les villes, cet idéal est, nous le savons bien, impossible à réaliser, sauf pour les hôtels particuliers. Tout au moins les fenêtres, par où pénètrent l'air et la lumière, devront-elles être aussi nombreuses, aussi larges et aussi hautes que possible. L'air est un aliment et on ne saurait l'avoir en trop grande quantité.

On s'éloignera des cours d'eaux, des eaux stagnantes près desquelles se constituent les brouillards et les émanations de vapeurs d'eau chargés des miasmes du paludisme ; la maison doit toujours se trouver à cent mètres au moins d'un cours d'eau, et à un niveau supérieur à la hauteur des plus grandes eaux.

La proximité des usines et des cimetières sera évitée. Par contre, on recherchera le voisinage des squares, des jardins et des larges avenues plantées d'arbres. Les arbres ont la précieuse propriété d'absorber l'acide carbonique, et ils rendent l'habitation plus saine ; on veillera à ce que leurs branches ne se trouvent pas trop rapprochées des fenêtres et n'empêchent l'air et la lumière de pénétrer librement dans l'intérieur.

On éliminera de son choix les maisons construites depuis moins d'un an ; en Autriche et en Allemagne, la loi interdit aux propriétaires d'accepter des locataires dans les maisons neuves avant un délai de plusieurs mois.

On habitera de préférence les étages élevés ; exceptionnellement, on acceptera le rez-de-chaussée ou l'entresol, à condition que les caves de la maison aient été mises à l'abri des infiltrations par des enduits de ciment. Les rez-de-chaussée et les entresols sont, en général, humides, privés de lumière et toujours exposés aux poussières du sol et des étages supérieurs.

Un facile approvisionnement d'eau et le tout à l'égout seront exigés du propriétaire ; les parquets auront leurs joints bouchés de façon à n'abriter ni poussières ni microbes. Les peintures seront faites au ripolin, qui peut être fréquemment nettoyé et lavé sans subir de détérioration. Sous le rapport du chauffage et de la lumière, on choisira, quand les moyens de fortune le permettront, un appartement pourvu de bouches de chaleur alimentées par un calorifère à eau chaude, et possédant une installation d'éclairage électrique.

Avant de louer un local, il est indispensable de savoir s'il n'a pas été habité par un malade contagieux (diphtérie, variole, typhoïde, tuberculose, scarlatine, etc.). Dans le cas de l'affirmative, on demandera si la désinfection complète a été effectuée après le départ du locataire contaminé. La loi oblige le propriétaire, sous peine d'amende, à faire procéder à cette opération avant de louer à nouveau les locaux.

CHAMBRE A COUCHER HYGIÉNIQUE. — En établissant ici le type de la chambre à coucher hygiénique, nous savons bien que quelques-unes de nos indications sont difficiles à réaliser dans la pratique ; mais, tout au moins, sera-t-il utile de s'y conformer dans la plus large mesure et de ne jamais oublier que la chambre où l'on dort doit être *vaste, bien aérée* et *facile à nettoyer*.

FENÊTRES. — Les fenêtres seront aussi hautes et aussi larges que possible, avec impostes ou ventouses dans leur partie supérieure.

CHEMINÉE. — Le marbre est la meilleure matière pour la construction des cheminées, parce qu'il peut être facilement lavé ; on veillera à ce que la trappe soit laissée ouverte et à ce que le tirage s'effectue dans de bonnes conditions, de manière à établir, avec l'action combinée de la fenêtre, un courant d'air purificateur.

MURS. — Les murs, d'une hauteur de 3^m,50 environ, seront enduits de peinture laquée ou recouverts de papiers lavables comme l'industrie en fabrique depuis quelques années. Les étoffes et les tapisseries, appliquées à demeure sur les murs dans les appartements luxueux, doivent être absolument proscrites de la chambre à coucher pour cette raison qu'elles absorbent la poussière et la gardent.

Alcove. — Les alcôves pratiquées dans les chambres pour y placer un lit sont nuisibles à la santé ; elles échappent à l'action de l'aération obtenue au moyen de la fenêtre et de la cheminée ; d'un autre côté, elles sont absolument privées d'air et de lumière pendant la journée ; enfin, les poussières s'y accumulent et ne peuvent être qu'imparfaitement enlevées par suite de la difficulté de mouvoir et de déplacer le lit.

Lit. — Le lit sera placé au milieu de la chambre et adossé au mur du côté de la tête. Il sera métallique ou de matière laquée ; s'il est en bois verni ou en bois ciré, il devra être fréquemment nettoyé avec un mélange presque liquide de cire et d'alcool ou de térébenthine.

Literie. — Faites choix d'un sommier métallique sur lequel sera placé un épais matelas de laine et de crin dont, chaque année, la laine sera cardée, le crin étiré et l'enveloppe lavée. Les oreillers de crin doivent être préférés aux oreillers de plume dans lesquels la tête s'enfonce, s'échauffe et se congestionne ; ils seront d'épaisseur moyenne pour ne pas fatiguer les muscles du cou et pour laisser la tête et le corps dans une position presque horizontale.

En hiver, on se servira de couvertures de laine assez chaudes pour assurer au corps la température qui lui est nécessaire, sans amener la transpiration ; si on a recours à un édredon, on le choisira très léger et il ne couvrira que la partie inférieure du corps.

Pendant l'été, la couverture de laine sera remplacée par une couverture de coton blanc ou de piqué.

Les couvertures de laine et celles de coton seront fréquemment lavées ou données au teinturier.

Parquet. — Les joints du parquet seront complètement bouchés de manière à n'abriter ni poussières ni microbes. Une fois par semaine, on fera procéder à l'encausticage complet de la chambre : l'encaustique est *antiseptique* et *insecticide*.

Il est important de laisser, entre le parquet et les meubles, un espace libre de 20 centimètres environ pour permettre au balai, à la brosse et au plumeau de s'y introduire facilement.

Tapis. — Les parquets ne seront jamais recouverts de tapis à demeure, mais simplement garnis, si on le désire, de carpettes mobiles.

Rideaux et portières. — Les fenêtres seront munies, à l'intérieur, de brise-bise placées à hauteur d'homme et de stores de toile dits *américains*. On évitera l'emploi des rideaux d'étoffe, des tentures et des portières, qui retiennent la poussière et entravent l'aération.

Chauffage. — Si la chambre est chauffée par un calorifère à air chaud, les bouches en seront hermétiquement fermées pendant la nuit. On veillera également à ce qu'aucune canalisation de gaz n'existe dans la chambre à coucher.

Les poêles à combustion lente, dont nous parlons plus loin, seront impitoyablements proscrits si l'on tient à éviter les plus graves accidents. (Voir *Chauffage.*)

DANGER DES ANIMAUX DANS L'APPARTEMENT. — Les animaux qui séjournent dans l'appartement et surtout dans les chambres à coucher, détournent à leur profit une grande partie de l'oxygène dont l'homme a besoin. Cette considération suffirait à les écarter de l'intérieur de la maison; mais il existe encore, pour s'y résoudre, d'autres raisons sur lesquelles il est nécessaire d'appeler l'attention. Les oiseaux, les chiens et les chats sont exposés, en effet, à contracter diverses maladies transmissibles à l'homme, telles que la tuberculose, la pneumonie infectieuse et certaines affections parasitaires; les chiens et les chats, en particulier, peuvent communiquer des parasites microscopiques déterminant des kystes hydatiques du foie.

Les animaux ne doivent donc pas être les hôtes habituels de l'appartement. On ne les laissera jamais lécher les mains et la figure des enfants et des grandes personnes et on renoncera à la coutume dangereuse de leur donner de la nourriture de bouche à bouche.

DANGER DES FLEURS ET DES FRUITS. — On se gardera de conserver dans la chambre à coucher des fleurs et des fruits qui absorbent une partie de l'oxygène de la pièce et le remplacent par de l'acide carbonique. La raréfaction de l'oxygène et l'augmentation de l'acide carbonique occasionneraient des migraines, des vertiges, des sueurs, de l'oppression, et pourraient même, à la longue, amener l'asphyxie et l'empoisonnement.

MOUSTIQUES, MOUCHES ET INSECTES DIVERS. — Les moustiques, les mouches et les insectes divers, susceptibles d'envahir nos habitations, jouent un rôle important dans la propagation des maladies infectieuses.

Dans les pays chauds, les piqûres des moustiques inoculent la fièvre jaune; dans nos pays, ils sont les véhicules des fièvres paludéennes.

Les mouches sont également redoutables; après s'être posées sur des matières organiques putréfiées, elles viennent apporter des germes dangereux sur nos aliments. Elles sont surtout à craindre dans le voisinage des établissements où l'on manipule des produits animaux. Le charbon, l'une des plus foudroyantes maladies infectieuses, est transmis par la piqûre des mouches.

Les puces et les punaises, qui se nourrissent de sang, jouent aussi un rôle important dans l'inoculation des microbes pathogènes.

Avec quelques précautions nous pouvons éloigner de nos foyers ces dangereux ennemis.

On n'aura guère à craindre les moustiques, si on choisit une habitation éloignée de l'eau et, en particulier, des mares et des étangs contenant des eaux dormantes.

Les mouches fréquentent peu les endroits où elles ne trouvent pas de nourriture et où des odeurs fétides ne les attirent pas. Donc, en dehors des repas, ne laissez jamais d'aliments ou de débris d'aliments dans les cuisines ou ailleurs, sans qu'ils soient hermétiquement renfermés dans un garde-manger.

On n'aura ni puces, ni punaises, ni cafards, si les tentures, les tapis, les literies et les parquets sont installés d'après les règles que nous avons indiquées, et régulièrement entretenus.

Lorsqu'en prenant possession d'un appartement, on le trouve infecté par des parasites, il est facile d'en obtenir la destruction radicale au moyen du *trioxyméthylène*. (Voir *Désinfection*). On aura réalisé en même temps une désinfection des locaux qui aura le mérite d'être peu coûteuse.

CHAMBRE DE L'ENFANT. — On choisira de préférence l'exposition du Sud, du Sud-Est ou du Sud-Ouest.

Les indications d'ordre divers que nous venons de donner se rapportent, dans leur ensemble, à la chambre de l'enfant dont le mobilier doit être réduit au strict nécessaire. Le plancher en sera recouvert d'un tapis de linoléum mobile, qui sera nettoyé chaque matin avec une éponge humide.

Les grandes personnes auront soin de ne pas se tenir habituellement dans la chambre de l'enfant pour ne pas vicier ou consommer l'air qui doit lui être complètement réservé dans les meilleures conditions de pureté et d'abondance.

Les fenêtres seront laissées ouvertes en l'absence de l'enfant et ne seront refermées, même en hiver, que quelques moments avant son retour.

La température de la chambre variera entre 15 et 16° en hiver et ne dépassera pas 19 à 20° en été.

LES MEUBLES DE L'ENFANT. — Nous avons consacré un article spécial au berceau et nous venons de dire que le mobilier des chambres d'enfant devait être réduit au strict nécessaire.

Les quelques meubles qui composeront tout l'ameublement seront choisis en bois laqué ; les chaises seront cannées et d'une stabilité complète ainsi que le fauteuil muni d'une tablette destiné à supporter les jouets et les menus objets de service.

Les verres ordinaires peuvent se briser et les gobelets d'étain contiennent parfois des sels de plomb ; on les remplacera avec avantage par une timbale en aluminium, en nickel ou en argent.

On évitera l'usage des plats de métal émaillé, qui ont les plus graves inconvénients. Une parcelle d'émail peut, en effet, se détacher et pénétrer dans l'estomac et les intestins.

LA TABLE DE L'ÉCOLIER. — Lorsque la table sur laquelle l'écolier accomplit sa tâche quotidienne de travail scolaire est mal faite, l'enfant est amené bien vite à contracter de mauvaises habitudes de tenue qui ont pour conséquence la déformation du corps et l'altération de la vue.

Les parents veilleront donc à ce que la table et le siège de l'écolier répondent à certaines conditions de hauteur, de largeur et de longueur ; la tenue de l'enfant sera également l'objet de leur attention et ils exigeront surtout qu'il ne se laisse pas aller à la mauvaise habitude, trop fréquente chez lui, de porter le corps et la tête vers la gauche.

La hauteur de la table sera en rapport avec la taille de l'enfant, de telle façon qu'il puisse poser les coudes et les avant-bras sur son plateau, incliné de 15 degrés environ, sans être obligé de pencher outre mesure le corps et la tête.

Le siège sera aussi large que les cuisses de l'enfant et assez haut pour lui permettre d'appuyer naturellement les pieds sur le sol ou sur la barre transversale.

La longueur de la table sera de 55 à 60 centimètres et sa largeur de 35 à 45 centimètres, suivant l'âge et le développement physique des enfants.

La hauteur combinée de la table et du siège répondront à cette règle générale : les yeux de l'enfant de moins de 6 ans doivent être placés à 25 centimètres du livre et ceux des jeunes gens à 30 ou 40 centimètres.

L'industrie fabrique des tables à banc dont le pupitre peut être remonté à volonté et qui sont, par conséquent, appropriées à toutes les tailles ; elles présentent, de plus, l'avantage de permettre à l'écolier de se tenir debout pour écrire ou pour lire.

AÉRATION ET POUSSIÈRES

Composition de l'air. — La respiration. — Action de l'air raréfié. — La poussière. — Nettoyage de l'appartement. — Nettoyage par le vide.

COMPOSITION DE L'AIR. — En dehors de traces d'argon, gaz aux affinités mal connues, l'air est formé par le mélange de deux gaz : l'azote et l'oxygène.

L'air, par l'oxygène qu'il contient, est indispensable aux êtres vivants. Il a sans cesse besoin d'être renouvelé, car nous contribuons à le vicier en accroissant sa proportion d'acide carbonique et en le privant d'oxygène.

LA RESPIRATION. — La respiration des hommes et des animaux, les combustions résultant de l'éclairage et du chauffage, la respiration nocturne des parties vertes des plantes, les sources naturelles et surtout la décomposition des matières organiques fournissent de grandes quantités d'acide carbonique. Un bec de gaz consume dans la chambre où il brûle cinq fois plus d'oxygène que cinq adultes par la respiration, et une seule bougie absorbe en une heure vingt-deux litres environ d'oxygène, c'est-à-dire autant qu'un homme adulte. La proportion d'acide carbonique issu des diverses sources que nous venons d'énumérer rendrait bientôt l'air irrespirable si la respiration diurne des plantes vertes n'en opérait une grande destruction, tandis que les eaux pluviales et la mer en dissolvent d'énormes quantités. Grâce à ce mécanisme, la proportion de l'acide carbonique dans l'air reste à peu près constante et oscille entre le $2/10\,000^e$ et le $3/10\,000^e$ du volume total de l'air. Elle est moins considérable sur mer, dans les campagnes et sur les sommets des hautes montagnes que dans les villes.

ACTION DE L'AIR RARÉFIÉ. — L'air raréfié et confiné a une action lente mais certaine sur l'organisme. En temps d'épidémie, c'est dans les logements peu aérés que les décès se produisent en plus grand nombre ; c'est dans ces mêmes milieux que naît et se développe la phtisie qui est considérable dans les couvents cloîtrés et dans les prisons.

LES MICROBES DE L'AIR. — L'air est plus impur en été qu'en hiver ; il est plus riche en microbes dans la ville que dans la campagne ; plus pauvre en microbes à la mer qu'à la campagne et sur les hautes montagnes et en pleine mer que partout ailleurs.

Dans les hauteurs de l'atmosphère, à partir de 4 000 mètres, et en pleine mer, l'air est privé de microbes.

Le petit tableau que voici, dressé d'après l'annuaire de Montsouris, indique la quantité de bactéries qui se trouvent dans un mètre cube d'air aux divers endroits spécifiés :

	Bactéries par mètre cube.
Air de la mer (100 kilomètres des côtes)	0.6
Air de la mer voisin des côtes	1.8
Air des montagnes	3.0
Air du sommet du Panthéon	200.0
Air à Montsouris	480.0
Air de la rue de Rivoli	3.480.0
Air des égouts	6.000.0
Air des vieilles maisons	36.000.0
Air des maisons nouvelles	4.500.0
Air de l'Hôtel-Dieu	40.000.0
Air de la Pitié	79.000.0

LA POUSSIÈRE. — Lorsqu'en été un rayon de soleil pénètre dans une pièce obscure, on aperçoit dans la masse lumineuse une quantité considérable de poussières de toute sorte : poussières animales et végétales mortes, poussières minérales et poussières vivantes ; les unes inoffensives et les autres dangereuses, traînant avec elles le germe des maladies infectieuses : choléra, fièvre typhoïde, érésypèle, rougeole, scarlatine, etc.

NETTOYAGE DE L'APPARTEMENT. — Il est donc indispensable de procéder chaque jour au nettoyage de l'appartement pour empêcher les poussières de s'y accumuler, et il est non moins utile d'y laisser pénétrer longuement l'air et le soleil qui sont des agents naturels d'assainissement.

Toutes les semaines, une matinée sera consacrée à un nettoyage minutieux, complet et rationnel.

Les carpettes et les meubles garnis d'étoffe ainsi que les oreillers, les couvertures et les matelas, seront portés au dehors pour y être battus et brossés ; les carpettes pourront être balayées avec le thé, le tilleul et les diverses feuilles ayant servi aux infusions pendant la semaine et qui auront été conservées humides.

On procédera ensuite dans l'ordre suivant : époussetage du plafond, du dessus des meubles élevés, de l'envers et de la face des tableaux, des murs en allant du haut en bas ; battage et brossage des tentures, s'il en existe ; nettoyage des vitres, des glaces, des cheminées, des cuivres, des bibelots et des meubles ; balayage du parquet, encausticage et cirage des meubles et des parquets ; époussetage final et remise en place des carpettes et des objets de literie.

NETTOYAGE PAR LE VIDE. — Depuis quelques années, des sociétés ont organisé, en France, un système de nettoyage par le vide, qui a pour but d'enlever la poussière au moyen de procédés scientifiques. C'est le moyen le plus parfait : il supprime définitivement les poussières et soustrait à leur contact, si dangereux quand elles contiennent des germes pathogènes, les personnes chargées de procéder au nettoyage.

CHAUFFAGE ET ECLAIRAGE

Le chauffage. — Modes de chauffage. — Le feu de bois. — Chauffage par le gaz. — Chauffage au pétrole et à l'alcool. — Chauffage électrique. — Appareils à combustion lente. — Température des pièces. — L'éclairage. — Mode d'éclairage. — Précautions utiles. — Les veilleuses.

LE CHAUFFAGE. — Le chauffage s'effectue par contact ou par rayonnement : par contact au moyen des poêles et des calorifères, dont les parois extérieures ou intérieures réchauffent l'air qui est mis en contact avec elles ; par rayonnement, au moyen des cheminées et des brasiers.

MODES DE CHAUFFAGE. — Les principaux modes de chauffage sont :
Le chauffage par les cheminées,
Le chauffage par les poêles,
Le chauffage par les calorifères,
Le chauffage par le gaz d'éclairage,
Le chauffage au pétrole ou à l'alcool,
Le chauffage électrique.
Un appareil de chauffage doit : 1° permettre l'aération ou effectuer lui-même la ventilation de l'endroit chauffé, 2° rejeter à l'extérieur, d'une façon complète, les gaz produits par la combustion.

LE FEU DE BOIS. — Le feu de bois dans une cheminée bien construite et la chaleur distribuée par les bouches d'un calorifère à eau chaude, constituent deux excellents modes de chauffage.
Les cheminées ont malheureusement le défaut capital pour les petites bourses de n'utiliser que dix pour cent environ de la chaleur du foyer ; au moyen des thermo-syphons et des bouches de chaleur placées sur les parois extérieures, on arrive à restituer à l'état d'air chaud et pur une grande partie du calorique qui se perdait inutilement dans les tuyaux.
On emploie dans les cheminées le bois, le coke, le charbon de terre et leurs dérivés. Les essences forestières fournissent des bois de composition chimique différente et donnant plus de chaleur les uns que les autres. A volume égal, les meilleurs bois de chauffage sont : le noyer, le chêne blanc, le frêne, l'hêtre, le charme et l'orme.

CHAUFFAGE PAR LE GAZ. — Le chauffage au moyen du gaz d'éclairage a été perfectionné ces dernières années par l'invention des radiateurs dans lesquels tout le gaz amené dans l'appareil est brûlé (flammes Bunsen), sans dégagement d'oxyde de carbone. Cependant, nous devons dire que les radiateurs à gaz n'offrent une sécurité complète qu'autant qu'ils sont munis d'un tuyau d'échappement des produits de la combustion, en communication avec une cheminée à bon tirage.

CHAUFFAGE AU PÉTROLE ET A L'ALCOOL. — Quant au chauffage par le pétrole ou par l'alcool, il semble que de sérieux perfectionnements lui aient été apportés et qu'il ait été rendu plus pratique et plus économique par l'emploi d'appareils à radiations obscures et à thermo-syphons. Ces appareils ont malheureusement le grave inconvénient de dégager des odeurs désagréables.

CHAUFFAGE ÉLECTRIQUE. — Le chauffage électrique ne dégage aucun gaz toxique, et il apparaîtrait comme l'idéal en matière de chauffage, s'il n'avait pas contre lui son prix élevé et les inconvénients de la canalisation électrique, c'est-à-dire les courts circuits.

APPAREILS A COMBUSTION LENTE. — Les cheminées ou poêles à marche continue, dits *à combustion lente*, sont dangereux et ne doivent jamais servir au chauffage des appartements.

Leur commodité plaide en leur faveur ; mais les accidents qu'ils ont occasionnés ne se comptent plus et, dans une seule journée du mois de janvier 1906, la presse parisienne a enregistré à leur actif douze cas d'asphyxie.

Malgré toutes les précautions que l'on peut prendre et quelle que soit l'aération obtenue, ils chargent l'atmosphère d'émanations diverses susceptibles de provoquer les maux de tête, les migraines, le manque d'appétit, l'anémie, les troubles respiratoires et enfin l'asphyxie.

Quand ils fonctionnent *à la petite marche*, les gaz de la combustion, par suite du tirage insuffisant, sont refoulés dans les tuyaux d'échappement et se répandent dans l'atmosphère de l'appartement.

A plein tirage, leurs parois peuvent être portées au rouge et devenir, par suite, perméables à l'oxyde de carbone, gaz éminemment toxique.

Enfin, à chaque ouverture de l'appareil, dans le but d'y introduire le combustible, des gaz sulfurés et carbonés s'échappent en abondance et se répandent dans la pièce en y laissant une odeur qui permet d'en reconnaître bien facilement la présence.

TEMPÉRATURE DES PIÈCES. — La température des pièces chauffées doit varier entre 14 et 17 degrés.

L'ÉCLAIRAGE. — L'éclairage consiste à créer une lumière artificielle se rapprochant autant que possible de la lumière naturelle du soleil.

Le besoin de lumière a toujours existé, et les premiers hommes ont cherché, dans leur primitive simplicité, des moyens d'éclairage faciles. Ce serait une étude intéressante que de suivre à travers les âges les transformations qu'a subies l'éclairage, depuis le chandelier à sept branches de Moïse, les lampes de Gédéon et les torches de résine du moyen âge, privilège des nobles.

MODES D'ÉCLAIRAGE. — De nos jours, les modes d'éclairage les plus répandus sont demandés à l'huile, au pétrole, au gaz ou à l'acétylène, et à l'électricité.

Les spécialistes des Quinze-Vingts recommandent comme lumière artificielle, et dans l'ordre de leurs préférences : la lampe électrique à incandescence, le pétrole et l'huile; les bougies viennent ensuite et l'éclairage au gaz, tel qu'il se pratiquait avant l'apparition de l'incandescence, est au dernier rang. L'invention de l'incandescence par le gaz est une découverte merveilleuse qui a mis du premier coup ce procédé au niveau de l'éclairage par l'ampoule électrique. Ainsi modifiée, la lumière du gaz ne mérite donc plus la réprobation dont elle a été autrefois l'objet; grâce aux procédés nouveaux, elle est devenue moins chaude, plus stable, plus blanche et, ce qui est à considérer, plus économique que la lumière électrique.

PRÉCAUTIONS UTILES. — Il est utile de placer les appareils d'éclairage loin des yeux, et de se servir d'abat-jour opaques concentrant la lumière sur le point que l'on désire éclairer.

La règle générale est celle-ci : la lumière doit éclairer, sans que le point lumineux soit visible et fatigue les yeux.

LES VEILLEUSES. — Les veilleuses, si fréquemment employées dans les chambres des enfants, des malades et des vieillards, sont mauvaises pour deux raisons : leur lumière est consommatrice d'air, et l'obscurité de la chambre n'étant pas complète, le repos des organes de la vue est imparfait.

En cas de besoin absolu, la veilleuse devra être placée dans la cheminée.

L'ALIMENTATION

Aliments. — Aliment d'épargne. — Bonne alimentation. — Pertes quotidiennes. — Réparation des pertes. — Tableau de la ration alimentaire. — Ration quotidienne. — Variété de l'alimentation. — Digestibilité des aliments. — Type de l'alimentation de l'adulte. — Hygiène des repas et de la digestion. — Divers conseils.

ALIMENTS. — On appelle aliments les substances servant à la nutrition. Au point de vue chimique, il existe trois sortes d'aliments :

1° Les *albuminoïdes* ou aliments azotés composés de carbone, d'azote, d'oxygène, d'hydrogène, (albumine, fibrine, caséine), et d'une petite quantité de sels minéraux, de soufre, de phosphore.

2° Les *hydrates de carbone* contenant seulement du carbone, de l'hydrogène et de l'oxygène (fécules, sucres, gommes).

3° Les *aliments gras*, renfermant surtout du carbone et de l'hydrogène, ainsi qu'une faible proportion d'oxygène (huiles, graisses, beurres).

D'une façon générale, les albuminoïdes contribuent surtout à la régénération des tissus; les hydrates de carbone sont les aliments des muscles; les aliments gras sont les gros producteurs de la chaleur animale. L'aliment complet est celui qui contient, en proportions variables, chacune des trois sortes d'aliments énumérés ci-dessus. Le lait est le seul aliment complet naturel.

ALIMENT D'ÉPARGNE. — L'aliment d'épargne ou anti-déperditeur n'est pas, à proprement parler, un aliment. Il ne laisse aucune trace dans l'organisme et il n'a qu'une action de présence. Son absorption favorise la transformation de la chaleur en force, et augmente la résistance de l'individu sans lui créer de réserves. Tels sont la kola, le café, le cacao, le thé, etc.

BONNE ALIMENTATION. — Une bonne alimentation doit compenser les pertes de l'organisme, et varier suivant les dépenses de l'individu. Si l'alimentation est insuffisante, l'homme vit sur sa propre réserve et arrive à mourir d'inanition.

PERTES QUOTIDIENNES. — Les pertes quotidiennes subies par l'homme sont de :

120 grammes de substances albuminoïdes;

90 grammes de graisse;

350 grammes de matières hydro-carbonées (amidon, sucre);

2 800 grammes d'eau;

30 grammes de sel.

RÉPARATION DES PERTES. — Pour réparer ces pertes, il nous faut chaque jour, par kilogramme du poids de notre corps, demander aux aliments 6 à 9 grammes de carbone, et 0,25 à 0,35 d'azote, c'est-à-dire absorber journellement 125 grammes de matières azotées, 430 grammes de féculents, et 55 grammes de graisse, équivalant à 820 grammes de pain et 220 grammes de viande. On obtient ainsi la ration d'entretien; la ration de travail en est le double.

TABLEAU DE LA RATION ALIMENTAIRE. — Le tableau suivant permet d'établir facilement la ration alimentaire de l'individu, en choisissant les mets les plus variés. (D'après Dujardin-Baumetz.)

Les chiffres indiquent la proportion de carbone et d'azote contenue dans 100 grammes des aliments énumérés. Il suffira de connaître le poids de l'individu et de se rappeler que, par kilogramme de poids corporel, il lui faut chaque jour 6 à 9 grammes de carbone, et $0^{gr},25$ à $0^{gr},35$ d'azote.

Nom de l'aliment	Azote	Carbone
Viande de bœuf	3	11
Bœuf rôti	3,53	17,76
Foie de veau	3,09	15,68
Foie gras d'oie	2,12	65,58
Rognons de mouton	2,66	12,13
Chair de raie	3,83	12,25
— de morue salée	5,02	16
— de harengs salés	3,11	23
— de harengs frais	1,83	21
— de merlan	2,41	9
— de maquereau	3,74	19,26
— de sole	1,91	12,25
— de saumon	2,09	16
— de carpe	3,49	12,10
— de goujon	2,77	13,50
— d'anguille	2	30,05
— de moule	1,80	9
— d'huître	2,13	7,18
— de homard cru	2,93	10,96
Œufs	1,90	13,50
Lait de vache	0,66	8
— de chèvre	0,69	8,60
Fromage de Brie	2,94	35
— de Gruyère	5	38
— de Roquefort	4,21	44,44
Chocolat	1,52	58
Blé du Midi (variable)	3	41
— tendre (variable)	1,81	39
Farine blanche (Paris)	1,64	38,58
— de seigle	1,75	41
Orge d'hiver	1,90	40,
Maïs	1,77	44
Sarrasin	2,20	42,50
Riz	1,80	41
Gruau d'avoine	1,95	44
Pain blanc de Paris (eau 33 p. 100)	1,08	29,50
Pain de munition français	1,20	30

Nom de l'aliment	Azote	Carbone
Pain de farine de blé dur	2,20	31
Chataignes fraîches	0,64	35
— sèches	1,04	48
Pommes de terre	0,33	11
Fèves	4,50	42
Haricots secs	3,92	43
Lentilles sèches	3,87	43
Pois secs	3,66	44
Carottes	0,31	2,50
Champignons de couche	0,60	4,52
Figues fraîches	0,41	15,50
— sèches	0,92	34
Pruneaux	0,75	28
Infusion de 100 gr. de café	1,10	9
— — de thé	1	10,50
Lard	1,28	71,14
Beurre frais ordinaire	0,64	83
Huile d'olives	traces	98
Bière forte	0,05	4,50
Vin	0,15	4,50

RATION QUOTIDIENNE. — Le professeur Landouzy a indiqué, dans le tableau que nous reproduisons ci-dessous, la composition de la ration quotidienne d'un homme de 75 kilos, obligé de fournir le travail correspondant à 3 600 calories, c'est-à-dire à 48 calories par kilogrammes de son poids.

Pain	520 grammes.
Lait	300 —
Sucre	80 —
Beurre	40 —
Fromage	40 —
Viande	200 —
Pommes de terre	500 —
ou légumes secs	150 —
Riz	30 —
Fruits	200 —
Café	1 tasse.
Vin	1 litre.

VARIÉTÉ DE L'ALIMENTATION. — L'alimentation doit être variée pour la raison essentielle que l'association du pain, de la viande et des légumes, peut seule fournir les substances nécessaires à la nutrition sous le volume nécessaire.

DIGESTIBILITÉ DES ALIMENTS. — Les aliments sont plus ou moins digestibles et par conséquent transformables. L'énumération suivante, dressée d'après Beaumont, indique le temps nécessaire à la digestion de chaque aliment ; elle sera, dans plus d'un cas, utile à consulter :

1 heure. — Riz bouilli, pieds de cochon, tripes marinées et bouillies.

1 h. 30 m. — Œufs crus, truites et saumons frais, soupes au gruau.

1 h. 45 m. — Cervelles bouillies.

2 heures. — Tapioca, foie de bœuf grillé.

2 h. 15 m. — Lait cru, œufs frais cuits à la coque.

2 h. 30 m. — Dinde, oie sauvage rôties ; haricots, navets bouillis ; pommes de terre frites ; gâteaux bien cuits.

2 h. 45. — Poulet fricassé, tarte au four, bœuf bouilli.

3 heures. — Huîtres fraîches, bifteck, mouton grillé, soupe aux légumes.

3 h. 15 m. — Côtelettes de porc grillé, mouton rôti, pain cuit au four, carottes bouillies, saucisses grillées.

3 h. 30 m. — Poisson frais, bœuf rôti, fromages, pain frais, pommes de terre bouillies, œufs frais et durs.

4 heures. — Saumon rôti, bœuf frit, poule bouillie, canard rôti.

4 h. 15 m. — Porc frit, bœuf salé.

4 h. 30 m. — Veau frit.

5 h. 15 m. — Porc entrelardé rôti.

Les légumes doivent être réduits en purée et très cuits, ainsi que les viandes blanches ; les viandes rouges seront peu cuites et saignantes. Il est nécessaire de mastiquer longuement les viandes ou de les réduire en parcelles très menues pour les digérer plus facilement.

TYPE DE L'ALIMENTATION DE L'ADULTE. — Voici le type d'une bonne alimentation :

Premier repas de 7 heures du matin : Soupe au lait, café au lait, cacao à l'eau, œuf à la coque, beurre frais et pain.

Deuxième repas de midi : Poisson maigre (sole, merlan, etc.) ; beurre frais, viandes rôties ou grillées ; légumes frais très cuits, purée de féculents, lentilles, pois, pommes de terre ; fromages frais, ou fermentés si l'estomac est bon ; fruits mûrs en petite quantité, ou compote très cuite, gâteaux secs ; trois verres de boisson, vin de Bordeaux coupé de deux tiers d'eau, ou bière non alcoolisée, dite bière de nourrices. A la fin du repas, infusion chaude de café, de thé, de tilleul, de camomille ou de fleur d'oranger.

Troisième repas de sept heures : Potage maigre aux herbes rafraîchissantes (laitue, chicorée, cresson), et aux pâtes ; consommé dégraissé ; nouilles ou macaroni assaisonnés au beurre et au fromage de gruyère ; entremets au lait et aux œufs ; fromages frais ; deux verres de boisson comme plus haut, et infusion chaude.

HYGIÈNE DES REPAS ET DE LA DIGESTION. — Comme on vient de le voir, le repas du midi doit être le plus substantiel et le plus complet ; on choisira pour celui du soir des plats légers et de digestion facile.

La régularité des heures des repas a une grande importance ; l'estomac s'y habitue très vite et souffrirait de tout retard ou de tout changement apporté à l'horaire adopté.

Après avoir quitté la table, on évitera le travail immédiat et surtout celui qui nécessiterait une position courbée du corps, gênant la libre dilatation des organes de la digestion. Un exercice modéré est salutaire, mais il ne doit pas aller jusqu'à la fatigue qui aurait pour résultat de faire affluer vers les membres le sang dont l'estomac a besoin pour accomplir sa tâche.

DIVERS CONSEILS. — Aux adultes faibles, convalescents ou digérant mal, nous conseillons comme boisson l'extrait de malt pur ou coupé de thé léger ou d'eau bouillie. Les aliments indiqués pour le repas de 7 heures seront remplacés avec avantage par une bouillie très alimentaire, à base de céréales phosphatées et de farines sélectionnées.

Enfin, avec le Dr Metchnikoff, nous recommandons aux personnes dont l'estomac est délicat de boire chaque jour un pot de lait caillé bulgare, reconstituant de haute valeur et désinfectant du gros intestin

LES PRINCIPAUX ALIMENTS

Le pain. — La viande — Viande crue. — Poudre de viande. — Volaille. — Gibier. — Cuisson. — OEufs. — Le lait. — Lait fermenté. — Fromages. — Poissons. — Crustacés. — Mollusques. — Légumes. — Fruits. — Sucre. — Chocolat. — Cacao. — Café. — Thé. — Observation importante. — Contamination par les légumes, les fruits mangés crus et les mollusques.

LE PAIN. — Le pain est un aliment composé d'eau, de farine et de levain ; sa qualité dépend, en premier lieu, du choix des matières premières employées à sa fabrication, ensuite des soins qui ont été apportés à l'hydration de la farine, au pétrissage de la pâte, à sa fermentation et enfin de la cuisson.

Le pain est formé de mie et de croûte à sa surface. La croûte est mieux supportée que la mie par l'estomac ; elle est plus légère, plus nourrissante et renferme une plus grande quantité de sucre.

On choisira pour l'alimentation quotidienne un pain blanc, bien levé, bien cuit, de forme allongée et pourvu d'une croûte épaisse et croustillante.

Le pain blanc renferme plus d'azote que le pain bis et la bonne cuisson rend sa digestion plus facile.

Les phosphates assimilables des céréales se retrouvent tous dans le son ; pour avoir du pain phosphaté, il est donc nécessaire de faire entrer le son dans sa fabrication.

Le pain grillé rend des services dans certaines affections de l'estomac ; il se digère facilement et contient plus d'éléments peptogènes que le pain ordinaire.

LA VIANDE. — La viande est surtout constituée par les muscles des animaux qu'il ne faut pas confondre avec les tendons, comme on le fait généralement. Sa valeur alimentaire et sa digestibilité diffèrent suivant l'espèce qui la fournit. Le tableau ci-dessous montre que, sous le rapport de la puissance nutritive, les viandes de mouton, de cheval et de chevreuil occupent le premier rang ; puis viennent dans l'ordre celles du bœuf, du veau et du porc.

100 grammes de viande	Eau	Albumine	Gélatine
Chevreuil	76	23	2
Cheval	71	22	1
Mouton	71	22	5
Bœuf	74	20	6
Veau	75	19	6
Porc	76	19	7

La viande de cheval renferme, en outre, une notable proportion de glycogène, principe reconstituant au plus haut degré.

VIANDE CRUE. — Chaque fois que la viande crue sera ordonnée dans un but de suralimentation, on choisira de préférence les viandes de mouton ou de cheval dont l'usage n'engendre jamais le tœnia (ver solitaire). Le meilleur morceau est la tranche, que l'on raclera patiemment avec un couteau. La pulpe recueillie par la lame sera ainsi complètement dépourvue du tissu tendineux sans valeur alimentaire et d'une digestion difficile. Dans la viande hachée, au contraire, il est intégralement conservé.

On délaiera la masse obtenue par le raclage dans du bouillon froid ou légèrement tiède, additionné, suivant le goût, de sel, de poivre et d'extrait de viande.

POUDRE DE VIANDE. — Pour fabriquer chez soi une bonne poudre de viande, on prend du bœuf bouilli froid, on le hache et on le dessèche au bain-marie. On le réduit ensuite en poudre au moyen d'un moulin à café (Dujardin-Beaumetz). Cette poudre, additionnée d'un tiers de son poids de farine de lentilles, sera employée comme suraliment.

VOLAILLE. — La volaille occupe une place importante dans l'alimentation ; elle possède une chair blanche, délicate, nutritive et facile à digérer, à condition qu'on n'y incorpore pas de truffes ou de farce. Elle convient aux estomacs délicats et aux convalescents.

GIBIER. — Les personnes prédisposées aux congestions, les arthritiques et les herpétiques s'abstiendront, autant que possible, de manger du gibier. La chair en est nourrissante, parfumée, moins grasse que celle de la volaille de basse-cour, mais, en revanche, elle est échauffante et son abus engendrerait la constipation et la congestion. Comme règle générale, le gibier doit être mangé frais et rôti.

CUISSON. — La cuisson des viandes se fait de diverses façons :

Le *grillage* et le *rôtissage* conservent aux viandes toute leur valeur nutritive et sont certainement les deux procédés qu'il faut préférer à tous les autres ; à peine peut-on leur reprocher de cuire insuffisamment le centre des gros morceaux où la température n'atteint souvent pas 50 degrés. Les grillades et les rôtis faits au bois sont les meilleurs.

La *cuisson au four* ou *à l'étuvée* diminue la saveur de la viande et rend sa digestion laborieuse.

La *viande en hachis* est une mauvaise préparation où la graisse et la fibre sont intimement mélangées et dont la digestion est difficile.

Les *viandes bouillies* ont abandonné à l'eau ou à la sauce, par suite de l'ébullition prolongée, toutes leurs parties solubles, et leurs albuminoïdes ont été presqu'en entier coagulées. Elles sont bien stérilisées et contiennent encore toute leur musculine, principe très nutritif, mais à un état si condensé que, seuls les estomacs vigoureux peuvent bien la digérer.

Les *viandes préparées à la sauce* ou *en fricassée* ne conviennent ni aux estomacs délicats, ni aux dyspeptiques. Les graisses employées à leur préparation les rendent lourdes, et, malgré leur goût agréable, elles sont moins nutritives et moins digestives que les viandes rôties.

— 152 —

BOUILLON. — Le bouillon est un aliment liquide préparé avec de l'eau dans laquelle on fait bouillir, à feu doux, de la viande et des légumes divers.

Le bouillon de bœuf est le plus employé ; celui de veau ou de poulet est plus léger et convient particulièrement aux estomacs délicats et aux malades.

Malgré le préjugé populaire, le bouillon n'a pas une grande valeur alimentaire ; il contient 985 parties d'eau pour 1 000 et très peu de substances azotées. Il a l'avantage d'être absorbé facilement, de n'exiger aucun travail de la part des voies digestives et de provoquer la sécrétion du suc gastrique en même temps que la formation des peptones.

Voici la formule du bouillon des hôpitaux de Paris : viande crue désossée, 1 kilo ; eau, 4 litres ; légumes verts (carottes, navets, poireaux, cerfeuil, céleri), 400 grammes ; 2 clous de girofle ; sel, 10 grammes.

BOUILLON AMÉRICAIN. — Jus de viande *sans* eau, préparé dans une marmite en étain fin et à fermeture hermétique, appelée *marmite* américaine.

On place dans le récipient des couches alternatives de viande et de légumes coupés par morceaux ; on sale très peu et on chauffe le tout au bain-marie pendant six à sept heures. On passe le liquide obtenu après expression.

Cette préparation possède une grande valeur nutritive.

ŒUFS. — Très faciles à digérer et très nourrissants, les œufs ont une large part dans l'alimentation ; mais ils ne constituent pas un aliment complet pour l'homme.

Par la lécithine qu'il renferme, le jaune d'œuf est réparateur au plus haut degré et couramment employé dans les maladies consomptives et dans la tuberculose.

La digestibilité de l'œuf n'est pas absolue et varie complètement suivant le mode de préparation et le degré de cuisson. Seul l'œuf dont l'albumine (blanc d'œuf) est restée glaireuse ou très légèrement en lait, est facilement digéré et assimilé.

LE LAIT. — Le lait contient des albuminoïdes parmi lesquels la caséine est le plus important ; il renferme du beurre, du sucre à l'état de lactose et divers sels minéraux, ainsi que quelques ferments figurés, parfois pathogènes.

Voici, d'après Féry, un tableau comparatif donnant par litre de liquide la composition moyenne du lait de femme, de vache, d'ânesse et de chèvre :

	Femme	Vache	Anesse	Chèvre
Densité.	1.033.50	1.033 40	1.032.10	1.038.85
Eaux.	900.10	910.08	914.00	869.52
Extrait sec	133.40	123.32	118.10	164.33
Beurre	43.43	34.00	30.10	60.08
Sucre.	76.14	52.16	69.30	48.56
Caséine.	10.52	28.12	12.30	44.37
Sels	2.14	6.00	4.50	9.10

Le lait de bonne qualité est régulateur du suc gastrique, diurétique, antidiarrhéique et reconstituant ; il est contre-indiqué dans les dilatations de l'estomac.

Dans les grandes villes surtout, le lait est trop souvent l'objet de falsifications diverses et de fraudes qui consistent dans l'écrémage, dans l'addition d'eau, de farine, de fécules et de matières antiseptiques destinées à faciliter son transport et à assurer sa conservation. Des procédés faciles tels que le *crémomètre*, le *pèse-lait* et le *lactobutyromètre* permettent de déceler ces altérations qui tombent sous le coup de la loi.

A l'état naturel, le lait contient des microbes et peut provenir d'une vache tuberculeuse ; avant de l'employer, il est donc prudent de le stériliser ou de le faire bouillir dans un récipient dont le fond aura été conservé humide pour empêcher qu'il ne s'y attache et ne brûle.

Une erreur populaire consiste à ranger le lait dans la catégorie des boissons. Le lait est un aliment complet pour l'homme ; il renferme tous les principes alimentaires primordiaux, sa digestion est longue et met en œuvre la totalité des glandes digestives. Il est bien évident que l'estomac sera surmené si, à côté des aliments solides, on l'oblige encore à assimiler un aliment liquide. Le lait ne doit donc pas être employé comme boisson habituelle en dehors du régime lacté lorsqu'il est ordonné par le médecin.

RÉGIME LACTÉ. — Le régime lacté est prescrit dans les affections de l'estomac, les diarrhées chroniques, la dysenterie et les néphrites ; il est *exclusif* ou *mitigé*. Dans le premier cas, il constitue à lui seul l'alimentation complète ; dans le second, il est ajouté aux autres aliments ou bu en dehors des repas.

La dose quotidienne adoptée pour le régime lacté exclusif, est de 3 à 4 litres de lait par jour, pris toutes les heures par fractions de 200 grammes ou toutes les demi-heures par fractions de 100 grammes. On le coupe légèrement, suivant l'indication du médecin, avec de l'eau de chaux seconde ou avec de l'eau alcaline.

PETIT LAIT. — Le lait dont on a retiré la caséine et le beurre prend l'appellation de petit lait ; il est employé à des cures qui donnent de bons résultats dans quelques affections de l'estomac et de l'intestin, les maladies consomptives et la gravelle urique.

LAIT FERMENTÉ. — Les laits fermentés ou alcooliques tels que le *Koumys*, le *Kéfir* et le *Jokourt* constituent des aliments toniques dont les applications sont variées.

FROMAGES. — Le lait sert à la fabrication des fromages qui sont des aliments très riches en azote. On les divise en trois catégories principales : les fromages frais, les fromages salés et les fromages fermentés à pâte molle ou résistante.

Les fromages frais sont faciles à digérer ; les fromages salés, durs et compacts, comme le Gruyère et le Hollande, sont les plus riches en albuminoïdes

(30 à 45 pour cent) ; les fromages fermentés, tels que le Roquefort, le Livarot, le Cantal, le Pont-l'Evêque, sont chauds, irritants pour la bouche et le tube digestif ; ils contiennent une forte proportion de matières grasses (30 à 40 pour cent).

Beurre. — Le beurre est un corps gras, extrait du lait dans lequel il existe à l'état de globules microscopiques émulsionnés par la présence des albuminoïdes. Une goutte de lait peut renfermer jusqu'à 4 500 globules de beurre.

Le beurre est souvent l'objet de falsifications : addition de colorants artificiels (safran, carotte, rocou, kamala, etc.), introduction d'eau bicarbonatée pour en augmenter le poids ou en prolonger la conservation, incorporation frauduleuse de caséine, de fromage blanc, de fécule, de saindoux, de suif de veau, de graisse d'oie, de margarine, etc.

Il convient de dire que ces fraudes sont rendues moins fréquentes par l'inspection des beurreries et des débits de beurre placés sous le coup de la loi du 16 avril 1897, qui punit de six jours à trois mois de prison et d'une amende de 100 à 500 francs la vente de beurre margariné ou adultéré de façon quelconque.

Le beurre est un aliment de premier ordre et bien supérieur aux graisses et aux huiles sous le rapport de la digestion et de l'alimentation ; il convient surtout aux sujets lymphatiques, affaiblis, rachitiques et scrofuleux qui ne peuvent avaler et digérer l'huile de foie de morue. Par contre, les personnes ayant une tendance à l'obésité devront en restreindre l'emploi à la stricte nécessité.

Poissons. — Au point de vue de l'alimentation, les poissons possèdent une grande valeur nutritive.

Bouchardat les a divisés en trois groupes :

1° Poissons à chair blanche, maigres, d'une digestion facile (truite, perche, sole, morue fraîche, merlan, turbot, limande, etc.) ;

2° Poissons à chair plus grasse, plus dense et quelquefois colorée (saumon, maquereau, thon, raie, carpe, brochet, alose, hareng, sardine, goujon, brème, etc.) ;

3° Poissons très gras, d'une digestion difficile (anguille de rivière, anguille de mer, congre, etc.).

Le poisson est un mauvais aliment pour les herpétiques chez lesquels il détermine des manifestations cutanées.

Crustacés. — Les langoustes, les homards, les écrevisses, les crabes et les tourteaux représentent une sérieuse ressource alimentaire douée de propriétés qu'ils doivent à la grande quantité d'azote dont ils sont pourvus. La chair de la langouste, notamment, renferme 1,92 p. 100 d'azote ; celle du homard, également très azotée, a cependant l'inconvénient de favoriser ou de produire les éruptions cutanées.

Mollusques. — Les mollusques sont des animaux invertébrés à corps mou ; ils comprennent les huîtres, les escargots, les moules, les poulpes et les coquillages si variés désignés sous l'appellation générale de *coques*. Les espèces comestibles se comptent par centaines et doivent leurs propriétés nutritives à l'azote dont elles sont chargées (l'escargot 16,25, l'huître 14,10 et la moule 11,72 p. 100).

L'huître occupe le premier rang sous le rapport de la légèreté et des propriétés reconstituantes ; elle se digère très facilement, pour ainsi dire seule, grâce aux sucs biliaires que contient son énorme foie. Six douzaines d'huîtres représentent la moitié de la ration quotidienne.

Les moules déterminent parfois des accidents d'empoisonnement qui sont dus à une maladie de foie de ces mollusques.

LÉGUMES. — On désigne sous ce nom la généralité des produits végétaux servant à l'alimentation. On les divise en deux groupes principaux : les légumes féculents et les légumes herbacés. Ils sont consommés à l'état frais, à l'état sec et à l'état de conserves.

Les légumes féculents tels que les pommes de terre, les haricots, les fèves, les pois verts, les pois chiches et les lentilles ont une haute valeur alimentaire qu'ils doivent à la quantité de légumine et d'amidon qu'ils détiennent. En outre de ces deux substances, on rencontre encore dans la lentille une proportion de fer supérieure à celle dont est pourvue la chair musculaire du bœuf. Aussi la farine de lentille est-elle employée dans une large proportion à la fabrication des poudres suralimentaires qui lui doivent la majeure partie de leurs propriétés.

Les légumes herbacés peuvent être divisés en trois groupes, dont voici les types principaux : 1° les choux et les asperges chargés d'albumine et d'azote ; 2° les laitues et les chicorées douées de principes mucilagineux et salins ; 3° les oseilles et les tomates pourvues d'acides divers.

A part leurs propriétés particulières que nous venons d'indiquer, les légumes herbacés contiennent tous des sels de potasse utiles à l'économie.

Les légumes constituent une précieuse ressource pour la table ; ils permettent de varier l'alimentation et chacun peut y trouver, par un choix judicieux, les principes qui conviennent à sa constitution.

On a recommandé :

Le *céleri* : contre le rhumatisme, les affections nerveuses et la dyspepsie nerveuse.

La *laitue* : contre l'insomnie.

Le *cresson* et le *raifort* : contre le scorbut, et comme dépurateur.

Les *arachides* : dans le diabète.

Les *oignons* : dans les cas de prostration nerveuse, de neurasthénie ; contre la grippe, le rhume, l'insomnie, la tuberculose, le scorbut, la gravelle et les maladies de foie.

Les *épinards* : contre la gravelle.

Les *asperges* : pour provoquer la transpiration.

Les *carottes* : contre l'asthme, les maladies de foie et la jaunisse.

La *betterave* : contre les troubles nerveux et le scorbut.

La *tomate* : dans les maladies de foie, contre la dyspepsie et l'indigestion.

FRUITS. — Les fruits mûrs et de bonne qualité constituent une alimentation agréable et utile; ils renferment des acides, des sels de chaux et de potasse. Il est bon cependant de n'en user qu'au dessert et avec modération; car leur valeur nutritive étant très faible, ils surchargeraient inutilement l'estomac.

Le raisin, purgatif léger et reconstituant, est employé, en France et en Suisse, à faire des cures qui sont recommandées dans la constipation, la dyspepsie gastro-intestinale des gros mangeurs et la goutte. Le traitement consiste à prendre, en trois ou quatre fois par jour, de 1 à 5 kilogrammes de fruits dont les pellicules et les grains sont rejetés.

Les parents veilleront à ce que les enfants débarrassent les fruits drupacés de leurs noyaux qui pourraient, s'ils pénétraient dans l'estomac et les intestins être la cause d'occlusions et d'appendicites.

SUCRE. — On croit assez généralement que l'usage du sucre est mauvais et on lui attribue toute sorte de méfaits. C'est une erreur dont il faut faire justice. Le sucre est, en effet, un aliment de premier ordre utile à l'enfant, à l'adulte et au vieillard; il représente le plus parfait des aliments ternaires et, une fois qu'il a été interverti par le suc intestinal, il entre tout entier dans l'économie, où son action a pour premier effet de tonifier le système musculaire.

Seuls, les diabétiques doivent renoncer à son usage.

CHOCOLAT. — Le chocolat est doué de propriétés nutritives très importantes; il renferme des matières grasses en grande quantité, du sucre (50 p. 100), et une large proportion de principes azotés. Excellent analeptique, il convient aux enfants, aux sujets amaigris, aux débilités et aux convalescents. Sa digestion est singulièrement facilitée si, au lieu de le préparer au lait, on le cuit à l'eau, au thé ou au café.

CACAOS. — Les cacaos granulés ou pulvérisés du commerce sont débarrassés de leurs matières grasses et plus faciles à digérer que le chocolat; mais leur valeur nutritive est moindre et ils n'agissent que comme aliment d'épargne.

CAFÉ. — Le café, pris à la dose d'une tasse après les repas, stimule la digestion, procure un sentiment de bien-être, éclaircit les idées et combat la somnolence qui accompagne parfois la digestion. Il agit comme stimulant sur les centres nerveux et augmente la sécrétion urinaire; de plus, il joue le rôle d'aliment d'épargne et garantit la vigueur des muscles.

On ne le donnera pas aux jeunes enfants et les adolescents n'en useront qu'à doses réduites. Les nerveux, les irritables et les sensibles feront bien de s'en abstenir.

Pris le soir, le café peut provoquer l'insomnie.

THÉ. — Comme le café, le thé est un aliment d'épargne; il stimule le système nerveux, favorise la digestion et provoque la transpiration. Son usage est recommandé aux personnes atteintes de gastralgies, de dyspepsies et sujettes aux indigestions, aux lourdeurs de tête et à tous les inconvénients des affections gastriques.

En y ajoutant du lait, on obtient un breuvage plus alimentaire, mais d'une digestion lente.

OBSERVATION IMPORTANTE. — On évitera d'employer, pour la cuisson des aliments, des casseroles étamées avec un alliage contenant du plomb, les poteries vernissées à l'aide de ce métal, ainsi que les récipients de fonte où se seraient produites des fissures. On renoncera également à l'usage des casseroles émaillées qui sont dangereuses parce qu'une partie de l'émail peut se détacher et pénétrer dans l'intestin.

CONTAMINATION PAR LES LÉGUMES, LES FRUITS MANGÉS CRUS ET LES MOLLUSQUES. — Les journaux publient parfois d'alarmantes chroniques, sous le prétexte de vulgariser les notions d'hygiène, et jettent inutilement le trouble et l'inquiétude dans le public. « Ne mangez plus, disent-ils, de radis, de cresson, de salade, de fruits crus non décortiqués, d'huîtres ou d'autres mollusques avalés crus, car tous ces mets peuvent renfermer les larves et les œufs de redoutables parasites, et contenir les germes de la fièvre typhoïde ou d'autres dangereuses maladies infectieuses. » Et ils conseillent de laver les fruits et les légumes plusieurs fois à l'eau pure avant de les servir, ou mieux de les échauder.

Il ne faut pas se laisser effrayer par ces exagérations. L'individu alimenté avec des mets stérilisés deviendrait rapidement dyspeptique ; il digérerait mal, parce que le feu ou l'eau bouillante détruisent dans les aliments les innombrables ferments utiles au bon fonctionnement de l'intestin. Ainsi, pour faire disparaître un improbable microbe, on supprimerait les meilleurs agents de la digestion.

Nous croyons à la nécessité de purifier l'eau d'alimentation et celle qui est employée à la toilette et au lavage de la vaisselle ; mais, en ce qui concerne les légumes, les fruits et les mollusques, nous conseillons simplement de n'acheter que des aliments de premier choix, et de ne pas manger de fruits douteux, touchés par trop de mains aux étalages. En un mot, il faut suivre les prescriptions raisonnables d'une hygiène bien comprise, mais éviter de devenir les esclaves de la crainte des microbes. Tant que vous serez résistants et que les excès ou les imprudences ne vous auront pas mis à leur merci, c'est vous qui les dominerez. Nos contemporains, atteints de la manie de tout stériliser, sont déjà des malades tout prêts à devenir la proie facile des maladies infectieuses.

LES PRINCIPALES BOISSONS

Les boissons. — Eau. — Eau potable. — Stérilisation de l'eau. — Aération de l'eau. — Les filtres. — Eau gazeuse. — Vin. — Bière. — Bière de malt. — Cidre. — Eaux-de-vie. — Liqueurs. — Apéritifs.

LES BOISSONS. — Les boissons sont indispensables à l'organisme et elles valent surtout par l'eau qu'elles contiennent. L'énorme proportion d'eau éliminée constamment de l'économie sous forme de sueur, d'urine et de vapeurs issues du poumon atteint chez l'adulte une moyenne de 2 800 grammes par jour ; elle a besoin d'être remplacée.

Les boissons opèrent en partie cette restitution. L'eau contenue dans les aliments solides absorbés quotidiennement a été évaluée à une moyenne de 1 000 grammes et celle produite dans l'organisme par les oxydations à environ 300 grammes ; il reste donc 1 500 grammes à emprunter aux boissons. Ces chiffres n'ont rien d'absolu et varient suivant l'alimentation, le travail des muscles, du poumon et surtout la transpiration ; mais les proportions relatives restent vraies.

Comment répartir l'ingestion de cette boisson nécessaire ? Aux principaux repas, on se contentera de deux ou trois verres au plus de liquide et l'on évitera de boire dans la journée.

Les obèses, dans le but de restreindre l'alimentation, boiront un verre d'eau deux heures après le repas ; les constipés, un verre d'eau le matin à jeun.

On n'abusera pas des *boissons glacées* ; leur usage est indiqué pour calmer les spasmes, les vomissements et abaisser la température ; mais elles peuvent déterminer des congestions et des pneumonies si elles sont prises par une personne en sueur. D'une façon générale, leur abus cause des maladies de l'estomac et de l'intestin.

Les *boissons chaudes* améliorent un grand nombre d'affections stomacales ; elles provoquent aussi la transpiration et la plupart des tisanes n'agissent que par leur eau chaude.

Dans les conditions normales, la température des boissons doit se rapprocher autant que possible de celle du corps humain.

On divise les boissons en trois groupes : 1° l'*eau*, qui comprend l'eau ordinaire et les eaux minérales ; 2° les *boissons aromatiques ou tisanes*, obtenues par la macération, l'infusion ou la décoction des plantes dans l'eau additionnée ou non de sucre ou de miel ; quelques-unes, toniques et alimentaires, entrent dans l'alimentation quotidienne, comme le café, le thé, le maté, etc. ; 3° les *boissons alcooliques*, fermentées ou non, qui comprennent les vins, les cidres, les poirés, les bières et les extraits de malt, les eaux-de-vie et les liqueurs ; toutes ont pour base l'alcool, que Duclaux a rangé dans la catégorie des aliments alors que d'autres physiologistes affirment qu'il s'introduit dans l'économie sans être transformé.

Contentons-nous de dire que l'alcool est un précieux médicament pour les personnes qui n'y sont pas habituées, et un dangereux poison lorsqu'on le recherche pour l'excitation cérébrale qu'il produit.

Eau. — L'eau potable doit être aérée et pure ; outre son action alimentaire, elle agit encore comme diurétique.

Eau potable. — Pour que l'eau soit potable, il ne suffit pas qu'elle cuise rapidement les légumes et fasse mousser le savon, il faut encore qu'elle contienne peu de matières organiques et ne renferme aucun des microbes qui engendrent les maladies infectieuses.

L'eau des glaciers, l'eau issue de grandes profondeurs et dont le trajet souterrain est connu, l'eau dont les sources sont très éloignées de toute agglomération humaine sont les seules qui présentent des garanties de pureté suffisante. En dehors de cette très courte énumération, il n'existe, pour ainsi dire, pas d'eau rigoureusement sûre et propre à être absorbée sans précautions préalables.

Les cours d'eau, les sources voisines des habitations sont fréquemment pollués par les déjections humaines et peuvent, à certains moments, contenir des micro-organismes dangereux. Chacun sait aujourd'hui que la fièvre typhoïde, notamment, a pour cause un bacille (bacille d'Eberth), que les eaux contaminées véhiculent.

Stérilisation de l'eau. — L'habitude de stériliser l'eau, c'est-à-dire de la débarrasser des germes morbides qu'elle peut contenir, doit donc être adoptée d'une façon absolue dans les familles.

Quel est le meilleur procédé à employer ? L'ébullition est, sans contredit, le seul moyen rigoureusement efficace et l'eau bouillie pendant un quart d'heure est suffisamment stérilisée pour servir sans danger aux usages alimentaires et aux soins hygiéniques. Seulement elle a l'inconvénient d'avoir été privée d'air par l'ébullition, d'être devenue lourde et difficile à digérer. Il conviendra donc, avant de la boire, de lui restituer l'air dont elle a été privée.

Aération de l'eau. — Il existe dans l'industrie des appareils relativement peu coûteux qui stérilisent l'eau à 100° d'une façon continue et qui la rendent refroidie et aérée. Voilà évidemment la perfection ; nous espérons que, dans un avenir prochain, les propriétaires installeront dans les cuisines de leurs immeubles des appareils de ce genre à la disposition des locataires.

Aux personnes ne disposant que de ressources modérées, nous conseillons l'installation, dans les fourneaux de cuisine, d'un bain-marie étamé où l'eau pourra être bouillie en assez grande quantité ; l'aération sera excellemment obtenue en faisant passer l'eau bouillie à travers un filtre quelconque, bien entretenu et exclusivement réservé à cet usage.

LES FILTRES. — Combien de familles s'imaginent avoir pris les précautions nécessaires et pensent être à l'abri de toute contamination quand elles ont passé l'eau à travers un filtre !

Il est utile de leur répéter ou de leur apprendre que les filtres ne stérilisent presque jamais l'eau assez complètement pour la débarrasser de ses microbes pathogènes ou de leurs spores. Les seuls efficaces sont ceux à parois de porcelaine, d'amiante ou de silice ayant la forme d'une bougie ou d'un disque (systèmes Chamberland ou autres), et fonctionnant sans pression ; ils doivent être nettoyés, puis bouillis ou flambés toutes les semaines.

Ces conditions sont assez difficilement réalisables ; aussi déconseillons-nous très nettement les filtres comme appareils de stérilisation. Le filtre, dans la famille, est plutôt un clarificateur qu'un purificateur, c'est-à-dire qu'il rend limpide l'eau trouble sans la purifier complètement.

Tous les filtres peuvent être employés pour aérer l'eau bouillie.

EAU GAZEUSE. — Eau contenant en dissolution de l'acide carbonique (Eau de seltz — Eaux minérales gazeuses).

L'eau gazeuse a des propriétés anti-vomitives ; elle excite l'appétit, active les sécrétions de la salive et des glandes gastriques, stimule l'estomac et facilite la digestion.

Il est préférable de boire des eaux gazeuses naturelles telles que les eaux de Saint-Galmier, de Pougues, etc., plutôt que les eaux gazéifiées artificiellement. Ces dernières sont, en effet, saturées de gaz carbonique à haute pression et risquent de distendre l'estomac d'une façon exagérée.

LE VIN. — Lorsqu'il est le produit naturel de la fermentation du jus de raisin frais, le vin constitue, à doses modérées, une boisson tonique et stimulante qui est, d'après Bouchardat, le véhicule le plus naturel et le plus convenable pour utiliser l'énergie dynamique de l'alcool, en évitant ses effets destructeurs sur l'organisme.

Le vin est la boisson caractéristique du Français. Il contient de l'eau, de la glycérine, du tannin, des huiles essentielles, des éthers et des sels ; sa richesse alcoolique varie entre 6 et 18 p. 100, suivant les crus.

On classe les vins en quatre catégories principales : les *vins de liqueurs*, les *vins rouges*, les *vins blancs* et les *vins mousseux*.

Les vins de liqueurs sont produits par l'Espagne, le Portugal, la Sicile et le Midi de la France ; ils sont très chargés en alcool et leur usage doit être limité.

Les vins rouges et les vins blancs, de consommation ordinaire, titrent de 7 à 10 p. 100 d'alcool ; les rouges contiennent du tannin et des bouquets spéciaux à chaque espèce, les blancs ont moins de tannin, plus de tartrates et sont diurétiques.

Les vins rouges sont doués de propriétés cordiales et stomachiques et doivent être rangés parmi les toniques.

Les vins blancs agissent plus vivement sur les nerfs et déterminent de l'agitation et de l'insomnie.

Les crus du Bordelais seront utilisés dans les convalescences et sont bien supportés par les estomacs débiles ; les vins de Bourgogne, plus chauds et plus riches en alcool, activent la digestion, mais ils sont plus excitants que les vins de Bordeaux et, à moins d'être très vieux, ne conviennent pas aux malades.

Les vins de liqueur très sucrés, comme le Frontignan, le Malaga et le Malvoisie, sont difficiles à digérer, tandis que les vins de liqueurs secs, tels que le Xérès et le Madère, etc., sont stimulants, excitent l'appétit et se digèrent facilement (Fonssagrives).

Les vins de Champagne et les vins de Saumur mousseux sont ordonnés dans le cours des maladies d'estomac. Ils conviennent tout particulièrement aux personnes sujettes aux vomissements.

BIÈRE. — La bière est une boisson fermentée, obtenue au moyen du houblon et des graines de céréales : orge, froment, riz ou mais. La bière d'Europe est fabriquée avec l'orge et possède une richesse alcoolique variant entre 3 et 7 p. 100.

Pour rendre la bière transportable, on la débarrasse de tous germes susceptibles de l'altérer en l'exposant pendant une demi-heure, en vase clos, à une température de 55 à 60 degrés. C'est ce qu'on appelle la *pasteurisation*.

La bière donne de l'embonpoint et ne convient pas, par conséquent aux personnes qui ont une tendance à l'obésité ; elle rend, au contraire, des services aux anémiés, aux convalescents, aux personnes maigres et aux nourrices chez lesquelles elle favorise la lactation.

Bue avant le repas, la bière a pour effet d'entraver l'appétit ; bue après, elle gêne la digestion. Comme boisson habituelle, elle ne vaut pas le vin : elle alourdit, n'augmente pas les forces vives de l'économie et son élimination est rapide. Son abus prédispose à la goutte ; il peut aussi amener une inflammation spéciale du canal de l'urèthre et une diminution du sens génital.

BIÈRE DE MALT. — La *bière de malt* ou *extrait de malt* doit ses propriétés à la forte proportion de diastase et d'éléments albuminoïdes qu'elle renferme à l'état de peptones végétales directement assimilables. L'alcool ne s'y trouve qu'en très petite quantité et sa conservation est assurée par la pasteurisation après embouteillage à l'abri de l'air.

La bière de malt convient à l'enfant aussi bien qu'à l'adulte et aux vieillards ; elle est conseillée dans les maladies de l'estomac et des voies respiratoires, ainsi que dans l'anémie et la chlorose, etc., comme agent d'assimilation et pour favoriser la suralimentation. Enfin, elle augmente notablement la sécrétion du lait chez les nourrices.

CIDRE. — Boisson obtenue en faisant fermenter le jus de la pomme. Les nombreuses espèces de pommes employées pour la fabrication du cidre se rapportent à trois catégories : 1° les *espèces acides*, qui mûrissent les premières et donnent un jus faible en alcool (6 p. 100), et d'une conservation difficile ; 2° les *espèces douces ou sucrées*, dont le jus plus dense (10 p. 100 d'alcool), est clair et agréable, mais sujet à devenir amer ; 3° les *espèces amères*, qui mûrissent les dernières et qui donnent le meilleur jus (12 p. 100 d'alcool), bien coloré et d'une bonne conservation.

Les bons cidres sont faits avec le mélange des pommes douces et amères.

Le cidre en fût se maintient en très bon état pendant une année ; la seconde année, il durcit et devient plat ; enfin, la troisième année, il est à peu près imbuvable. En bouteille, il se conserve quatre ans environ.

Le cidre est une boisson très saine ; à peine peut-on lui reprocher d'être légèrement acide, d'abîmer les dents et de prédisposer à la dyspepsie. Il présente l'avantage d'être peu alcoolisé, d'exciter l'appétit et de faciliter la digestion ; il est diurétique à un haut degré, et laxatif pendant les premiers mois de sa fabrication.

On recommande l'usage du cidre comme boisson habituelle aux goutteux, aux arthritiques, aux personnes prédisposées aux congestions et à la pléthore ; on le défend aux dyspeptiques et aux anémiés.

EAUX-DE-VIE. — Il est extrêmement rare de trouver dans le commerce des eaux-de-vie naturelles, et nous devons dire ici qu'il n'existe aucune différence, relativement à l'effet physiologique, entre les eaux-de-vie naturelles et les eaux-de-vie artificielles qui ont pour base un alcool absolument neutre et d'une rectification irréprochable. Si l'on compare même certaines eaux-de-vie naturelles aux eaux-de-vie artificielles, l'avantage reste à ces dernières dans plus d'un cas. Nous dirons à l'appui de notre assertion que l'eau-de-vie de cidre contient des éthers qui ont sur l'économie un effet toxique indiscutable se traduisant par des crampes et une action nocive sur le cœur ; nous ajouterons encore que le kirsch et les eaux-de-vie de noyaux renferment des traces d'acide prussique dont la présence suffit à expliquer le danger que présente leur abus.

Le cognac et le rhum représentent le meilleur type d'eau-de-vie ; mais leur usage doit être limité à la dose d'un petit verre pris à la fin du principal repas.

A dose très faible, l'alcool active la digestion en exagérant ses phénomènes mécaniques et chimiques ; il est diurétique, sudorifique et abaisse ou élève la température, suivant la constitution.

A haute dose, il est toxique et son abus peut aller jusqu'à entraîner la mort.

LIQUEURS. — Les liqueurs possèdent une richesse alcoolique qui varie entre 40 et 50 degrés ; elles ont donc toutes l'action spéciale de l'alcool à laquelle s'ajoutent les effets des différentes substances qui entrent dans leur composition. L'anisette, la chartreuse, le curaçao, l'élixir Garus, le kummel, le raspail, le vespétro et le cassis, quand ils sont préparés avec de bonnes matières premières, sont stomachiques, digestifs et même diurétiques. On doit en user avec modération, n'en jamais donner aux enfants et ne pas dépasser la dose d'un petit verre à la fin du principal repas.

APÉRITIFS. — L'absinthe et toutes les boissons dites apéritives, ayant pour base les vins sucrés et les vins alcoolisés, déterminent sûrement une action désastreuse sur l'économie. Elles diminuent l'efficacité des glandes gastriques, provoquent des maux d'estomac et, quelquefois, la diarrhée. Nous devons ajouter que les apéritifs du commerce, à base de substances aromatiques, sont le plus souvent fabriqués avec des alcools inférieurs dont le mauvais goût originel est dissimulé par les aromatiques. De leur côté, les essences qui entrent dans la composition des absinthes de toute appellation sont de véritables poisons convulsivants.

L'homme soucieux de conserver la santé doit donc s'abstenir de boire des apéritifs.

Une tasse de tisane amère non sucrée — quinquina, quassia ou gentiane — ou un verre d'eau de Vichy, pris une demi-heure avant le repas, représentent le meilleur des apéritifs.

HYGIÈNE DES MUQUEUSES ET DE L'ÉPIDERME

Les muqueuses et les premières voies respiratoires. — Comment on doit respirer. — Epiderme. — Beauté du corps. — Toilette générale. — Toilette du visage. — Les cheveux. — Coupe des cheveux. — Brosses et peignes. — Cosmétiques. — Précautions à prendre. — Nattage des cheveux. — Maladies des cheveux. — Pellicules. — Les dents. — Brosses et dentifrices. — Carie. — Les pieds. — Les mains. — Le savon. — L'oreille. — Le nez. — Les ongles. — Ciseaux.

LES MUQUEUSES ET LES PREMIÈRES VOIES RESPIRATOIRES. — Les soins hygiéniques et surtout les lavages antiseptiques de la bouche et du nez ont une grande influence sur la santé générale; ils détruisent les germes morbides et préservent d'un grand nombre de maladies. Personne n'ignore aujourd'hui le rôle joué dans les affections contagieuses par les microbes. Très abondants dans les poussières atmosphériques des villes, les germes pathogènes guettent le moindre affaiblissement de la résistance vitale pour commencer leur œuvre de destruction. L'organisme leur offre de nombreuses portes d'entrée; ce sont avant tout le nez et la bouche qui aboutissent, d'une part, au larynx et aux voies respiratoires, et, de l'autre, à l'estomac et à l'intestin. Il est possible d'attaquer dans leurs repaires tous ces microscopiques ennemis de l'homme. Le bain antiseptique de la bouche et l'irrigation du nez décapent les muqueuses et les débarrassent de leurs parasites. (Voir *Injections.*) Ils doivent être faits chaque matin et chaque soir, ainsi qu'au retour de la promenade et du spectacle, au cours desquels des poussières suspectes ont pu être respirées.

Un excellent moyen de prévenir le coryza, les maux de gorge et les irritations de la trachée-artère consiste à introduire dans les narines, le soir en se couchant, gros comme un pois de vaseline mentholée ou résorcinée; des pulvérisations antiseptiques, pratiquées rapidement sur la muqueuse de la gorge, au moyen d'un pulvérisateur à parfums, compléteront ces mesures prophylactiques.

COMMENT ON DOIT RESPIRER. — C'est par le nez que la respiration doit s'opérer habituellement, et non par la bouche, comme on le croit assez généralement.

Les narines et les fosses nasales sont garnies d'une multitude de petits canaux tapissés de vaisseaux sanguins qui échauffent l'air lorsqu'il les traverse; d'un autre côté, les poussières et les mauvais germes sont retenus au passage par les poils et les muqueuses des parois intérieures et rejetés au dehors toutes les fois que l'on se mouche.

La respiration par la bouche a l'inconvénient de faire pénétrer directement dans les bronches un air sec et froid ou trop humide, suivant la température extérieure, et d'y laisser s'introduire sans obstacle les poussières et les mauvais germes dont les rues et les salles de réunion sont chargées.

ÉPIDERME. — L'épiderme est la membrane mince et transparente qui recouvre la peau à l'extérieur : les ongles, les cheveux et la barbe sont des produits épidermiques. L'épiderme est formé de petites écailles cornées qui sont constamment remplacées par de nouvelles, à mesure que tombent les anciennes. Il constitue à la fois un organe de protection et de respiration ou d'exhalation légère. Il doit être l'objet de soins assidus qui auront pour effet d'assurer son bon fonctionnement ; ces soins consisteront en lavages, en frictions, en bains et en massages.

BEAUTÉ DU CORPS. — La beauté du corps et celle du visage ne sont pas l'apanage exclusif de la jeunesse ; on peut les conserver dans l'âge mûr et retarder, dans une certaine mesure, l'œuvre du temps. Il suffit, pour cela, de se soumettre quotidiennement aux règles de l'hygiène.

La femme, en particulier, portera bien vite sur son visage la trace des fatigues physiologiques si des soins entendus ne préservent la beauté et l'éclat de son teint.

Les bains, les douches, l'exercice, la régularité des repas, la durée normale des heures consacrées au sommeil et le bon fonctionnement de l'intestin sont les conditions primordiales de l'hygiène générale ; l'antisepsie de la peau, la toilette du corps et celle du visage en constituent les pratiques particulières.

TOILETTE GÉNÉRALE. — Un bain quotidien de cinq minutes environ, suivi d'une vigoureuse friction au gant de crin sec ou imprégné d'alcool : eau de Cologne, alcoolat de lavande, de Portugal, de verveine ou de romarin, aura pour effet d'entretenir la peau dans un excellent état de fonctionnement ; il fortifiera les muscles et conservera au corps la beauté de ses lignes naturelles. (Voir *Bains.*)

Les ablutions à l'eau froide affermissent tout particulièrement les tissus de la gorge chez la femme. (Voir *Ablutions.*)

TOILETTE DU VISAGE. — Si la peau du visage est sèche et pâle (cas de l'arthritisme), on emploiera, pour la toilette, l'eau froide *bouillie*, ou, mieux, l'eau distillée ; si elle est grasse et colorée, on se servira d'eau bouillie chaude.

On n'utilisera que des savons peu ou pas parfumés et de parfaite qualité.

Les personnes sujettes aux dartres et aux efflorescences de la peau n'emploieront pas de savon et auront recours à l'usage d'une éponge fine, très soigneusement nettoyée, imprégnée d'eau de Cologne ou d'une petite quantité de cold-cream frais sans odeur.

L'idéal serait que la peau fût mouillée, une fois la toilette faite, avec une solution antiseptique, ni toxique, ni caustique. La solution serait appliquée pure si la peau est grasse ; accompagnée de cold-cream frais sans odeur ou d'une bonne crème à la glycérine si l'épiderme est habituellement sec. Nous conseillons l'adoption de cette pratique aux personnes sujettes à l'acné, aux rougeurs et aux inflammations de la peau.

A la fin de la journée, avant le coucher, il est bon de nettoyer l'épiderme avec un bon cold-cream inodore.

D'une façon générale, il faut se garder d'appliquer sur la peau des parfums concentrés qui sont tous très irritants.

La vaseline et les crèmes à base de vaseline ont un effet nuisible parce qu'elles ne sont pas absorbées ; elles forment à la surface de la peau une pellicule imperméable qui peut protéger contre les poussières, les germes atmosphériques et les contacts douteux, mais qui a le grave inconvénient d'obstruer les pores et d'arrêter la respiration cutanée.

CHEVEUX. — Les cheveux sont destinés à protéger la tête des variations de la température. Il est utile de les soigner dès l'enfance, afin de les conserver dans l'âge mûr.

Les cheveux ont besoin de propreté, d'air et de lumière.

Un vieux préjugé consiste à croire qu'il est mauvais de débarrasser la tête des enfants de la crasse adhérente à la peau. C'est une erreur dont il convient de faire justice. La tête du nouveau-né sera complètement nettoyée le soir avec de la vaseline, jusqu'à ce que toute trace de crasse ait disparu ; elle sera lavée et rincée le lendemain matin avec de l'eau tiède savonneuse, puis soigneusement séchée et brossée.

COUPE DES CHEVEUX. — L'enfant portera les cheveux courts, et n'aura jamais de bonnet à la maison. Nous éprouvons un sentiment de pitié pour les enfants que la faiblesse ou l'orgueil maternel condamne à porter les cheveux longs tombant en larges papillotes sur les épaules ; c'est les préparer à la calvitie précoce.

Les adultes doivent-ils porter les cheveux en brosse ? Un savant médecin nous a affirmé que ce genre de coupe contrariait le pli naturel des cheveux qui sont, en effet, implantés obliquement et rangés suivant des lignes régulières sur la peau de la tête. Nous pensons donc qu'il y aurait intérêt à varier la coupe des cheveux, à les porter en brosse pendant quelques mois, puis coupés de manière à pouvoir faire alternativement la raie à droite et à gauche, les cheveux ayant une tendance à devenir rares à l'endroit où la raie est habituellement tracée.

Quelle que soit la coupe adoptée, on veillera à ce que les cheveux soient toujours coupés assez court pour que l'air circule facilement jusqu'à la peau.

BROSSES ET PEIGNES. — Deux brosses de dureté différente composées de soies de porc montées sur bois dur, un démêloir et un peigne fin constituent avec une éponge l'outillage nécessaire à la toilette de la tête. On procédera à son nettoyage au moyen de savon et d'eau légèrement potassée ou ammoniacale.

COSMÉTIQUES. — Les cosmétiques sont le plus souvent de vrais poisons pour les bulbes pileux. De simples frictions à l'eau de Cologne de bonne qualité, faites une fois au moins par semaine, les remplaceront avec avantage; lorsque les cheveux seront secs, on pourra faire usage d'huile de vaseline stérilisée et parfumée à la bergamotte, dont deux ou trois gouttes suffiront à assouplir la chevelure sans la graisser.

PRÉCAUTIONS A PRENDRE CHEZ LE COIFFEUR. — Lorsque vous aurez recours aux offices d'un coiffeur, quelle que soit l'apparence de propreté ou de luxe de sa boutique, emportez chez lui vos brosses, vos peignes, vos ciseaux et vos rasoirs. Au moyen de cette précaution si facile à prendre, on évitera des affections du cuir chevelu de toute sorte.

NATTAGE DES CHEVEUX. — Les femmes feront bien de natter leurs cheveux pendant la nuit; c'est un excellent moyen de favoriser l'aération. Le nattage sera employé dès le commencement d'une maladie, et permettra d'éviter la chute des cheveux après les grossesses et les affections fébriles.

MALADIES DES CHEVEUX. — Les cheveux sont exposés à des maladies nombreuses : eczéma, séborrhée grasse, pelade, teigne, etc., etc. Les conseils d'un spécialiste devront être demandés dans le cas où l'une de ces affections viendrait à se produire.

PELLICULES. — Les pellicules s'observent dans certaines maladies éruptives et surtout dans la desquamation du cuir chevelu chez les arthritiques. Elles constituent un inconvénient désagréable plutôt qu'une maladie.

Le Dʳ Hallopeau recommande le traitement que voici :

1° Laver le soir le cuir chevelu avec de l'eau tiède et du savon au goudron et au panama;

2° Faire le matin une friction avec un liniment composé de :

Alcool	200 gr.
Essence de térébenthine	40 gr.
Camphre	40 gr.

3° Laisser sécher et faire une onction avec une pommade composée de :

Lanoline	20 gr. »
Vaseline	10 gr. »
Soufre précipité et lavé	1 gr. 50
Teinture de benjoin	10 gouttes.

LES DENTS. — La nature semble avoir voulu donner à tous les organes de la tête l'utilité et la beauté. Les dents ne sont pas seulement le gracieux ornement de la bouche, mais elles ont surtout une action dont l'importance se fait sentir dans tout l'organisme. Il faut donc les ménager et les soigner.

A partir de l'âge de deux ans, l'enfant subira un lavage de dents matin et soir, et après les principaux repas ; à partir de quatre ans, il sera habitué à procéder lui-même à ces soins et il les continuera pendant toute sa vie.

BROSSES ET DENTIFRICES. — On se servira, pendant les premières années, d'une brosse douce en poils de blaireau et, plus tard, d'une brosse dure. Après l'usage, la brosse sera nettoyée et séchée.

Quelques gouttes d'eau dentifrice de bonne qualité dans un verre d'eau tiède suffisent à la toilette de la bouche. Si l'on emploie une poudre, une pâte ou un savon dentifrice, il est très important de les choisir sans acides : les bons dentifrices doivent toujours être alcalins.

MALADIES DES DENTS. — Les parents visiteront souvent la bouche des enfants, et lorsqu'ils apercevront sur les dents des taches de tartre brun jaunâtre, des taches verdâtres ou des taches blanchâtres crémeuses, ils auront intérêt à consulter le chirurgien-dentiste, qui seul peut procéder au nettoyage approprié. Ses conseils seront également demandés dans les cas de déviation ou de chevauchement des dents.

CARIE. — La carie, qui se loge souvent entre des dents trop serrées, peut échapper à la clairvoyance des parents. Il y aura donc intérêt à faire examiner régulièrement tous les six mois la bouche de l'enfant par le dentiste de la famille. Lorsque le nécessaire est fait en temps voulu, l'altération peut être arrêtée et corrigée ; mais, si l'on attend, la carie continue son œuvre et la dent est irrémédiablement perdue.

Les dents, nous le répétons, ont un rôle important dans l'organisme ; elles sont surtout destinées à assurer la mastication des aliments qui devient insuffisante lorsque la dentition est mauvaise ou incomplète. Il faut alors recourir aux dents artificielles ou à l'usage d'un masticateur. On doit donc se pénétrer de cette vérité qu'il est presque toujours possible de conserver une bonne dentition, et qu'on y arrive surtout par les soins quotidiens de l'hygiène.

LES PIEDS. — On procédera chaque matin au lever, et chaque soir au coucher, au lavage des pieds au moyen du savon. Des frictions à l'eau de Cologne pourront être faites après le lavage. Chaque semaine, les ongles seront coupés et les indurations de la plante du pied et de l'orteil seront frottées avec une pierre ponce jusqu'à ce que la peau devienne molle sous la pression des doigts.

Pour la toilette des ongles des pieds et des mains, on se servira d'une brosse dure, de ciseaux recourbés et d'une lime d'acier à pointe fine, mais légèrement émoussée.

Nous recommandons aux personnes sujettes aux cors et aux durillons de ne jamais porter de chaussures mal faites ou trop étroites. Si elles procèdent elles-mêmes à leur extirpation, elles prendront au préalable un bain de pied très chaud et pétriront le cor et ses abords avec une solution antiseptique. Il est dangereux de faire saigner un cor en le coupant ; des cas de phlegmons redoutables et de tétanos peuvent survenir à la suite de cet accident.

Le meilleur moyen de faire disparaître un cor est de recourir à l'emploi des coricides à base de collodion salicylé.

On combattra efficacement la transpiration exagérée des pieds par des lotions de toute leur surface avec le liquide suivant :

Tannin à l'alcool. . . . . 25 grammes.
Essence de lavande . . . . . . 2 —
Alcool camphré . . . . 425 —

LES MAINS. — L'eau froide ne suffit pas à débarrasser la peau des corps étrangers qui la souillent. Pour être complètement enlevées, les matières grasses ont besoin d'être émulsionnées et dissoutes. On obtiendra ce résultat en se frottant les mains avec de la vaseline, et en se lavant ensuite avec du savon et de l'eau chaude. Les mains seront nettoyées aussi souvent que possible : le matin, avant et après les repas, et le soir à l'heure du coucher.

Ces précautions hygiéniques ont une importance toute particulière pour les enfants au retour de la promenade et du jeu, pendant lesquels leurs mains peuvent avoir été souillées par les mauvais germes de la terre ou par les contacts de leurs camarades atteints de maladies contagieuses (coqueluche, gourme, tuberculose, etc.). On comprend combien il est indispensable de leur laver les mains et de leur nettoyer les ongles avec soin aussitôt après leur arrivée à la maison.

SAVON. — C'est au savon seul que sera habituellement demandé le travail d'émulsion dont nous venons de parler. Le savon choisi devra produire une mousse légère, onctueuse, douce et agréable. Il aura pour action de déterger la peau et de la blanchir ; il servira à la toilette du visage, des mains, et de toutes les parties du corps exposées à l'action irritante des liquides qu'elles secrètent. Employé pour le schampoing, il nettoiera complètement le cuir chevelu et assurera par ses qualités antiseptiques la conservation des cheveux. Il sera surtout indiqué pour l'hygiène de l'enfant, qu'il préservera des rougeurs et de l'irritation de la peau.

Les meilleurs savons ne sont pas ceux qui coûtent le plus cher, et les essences de prix qu'on fait entrer dans leur composition n'ajoutent souvent à la masse utile que des produits irritants. On aura intérêt à s'adresser, pour le choix du savon, aux conseils et aux indications du pharmacien de la famille.

L'OREILLE. — L'appareil auditif se compose du pavillon, du conduit auditif externe, de la membrane de la caisse du tympan, d'osselets, de l'oreille interne et de la trompe d'Eustache, qui met l'oreille en communication avec l'ouverture postérieure du nez et de la bouche.

Les enfants maladifs, mal nourris ou scrofuleux, sont sujets à la formation du pus dans le conduit auditif ; le pus, en s'accumulant, peut arriver à percer le tympan, amener la destruction des osselets, et entraîner par suite la surdité.

Dès que la mère s'apercevra qu'un écoulement se produit dans l'oreille, elle aura soin de recourir à l'usage d'injections d'eau bouillie tiède au moyen d'une petite seringue de verre très douce. Si l'écoulement persistait, l'enfant serait conduit chez le médecin qui seul peut améliorer l'état général, cause première et souvent unique de la production du pus.

Le conduit auditif sera nettoyé tous les matins avec un petit instrument de buis, d'os ou d'ivoire, muni à son extrémité d'un tampon d'éponge ; s'il est nécessaire, le cérumen (matière jaunâtre), qui a pu s'accumuler dans l'oreille, sera dissout au moyen d'une injection tiède.

Pendant le bain, on veillera à ce que l'eau ne pénètre pas dans l'intérieur des oreilles des enfants, et n'y séjourne ; un tampon d'ouate suffira à empêcher ce petit inconvénient de se produire.

Enfin, l'appareil auditif des enfants sera préservé des bruits trop violents, cris perçants de toute sorte et détonations de jouets fulminants.

LES ONGLES. — Les enfants — vingt sur cinquante, — ont la mauvaise habitude de ronger leurs ongles. Outre qu'elle est malpropre et qu'elle arrive sûrement à aplatir et à déformer l'extrémité des doigts, cette pratique peut encore faire pénétrer dans l'estomac et dans les intestins des substances cornées susceptibles de donner naissance à des inflammations, et, peut-être même, à des appendicites.

Il appartient aux parents de prévenir cette manie dangereuse par une vigilance de tous les instants et, lorsqu'elle existe, de la faire disparaître par des moyens appropriés : conseils, punitions, et trempage des doigts dans une substance amère.

CISEAUX. — Pour la toilette des pieds et des mains des enfants, on se servira de ciseaux et d'instruments à bouts ronds. Les ciseaux pointus pourraient être amenés, par les mouvements nerveux des enfants, à causer des accidents graves qu'il est bien facile d'éviter avec la mesure de prudence que nous conseillons.

HYGIÈNE DU VÊTEMENT

Le bon vêtement. — Tissus de laine. — Flanelles et tissus hygiéniques. — Modes d'habillement. — Vêtements de l'enfant. — Entraînement. — Vêtements de caoutchouc. — Linge de corps. — Nettoyage du linge. — Apprêt du linge. — Corset. — Jarretières. — Jarretelles. — La coiffure. — La chaussure. — Chaussures d'enfant. — Le poids des vêtements.

LE BON VÊTEMENT. — Un bon vêtement doit réunir quatre qualités essentielles : l'ampleur, la perméabilité, la légèreté et la souplesse.

a) Ampleur. — L'ampleur permet la dilatation de la poitrine sans laquelle la respiration serait gênée et incomplète.

b) Perméabilité. — La perméabilité assure l'évaporation de la sueur et favorise les échanges gazeux qui s'opèrent à la surface de la peau.

c) Légèreté. — La légèreté du vêtement rend la marche plus facile en laissant aux membres toute leur liberté d'action.

d) Souplesse. — La souplesse concourt au même but ; elle facilite la circulation et procure un sentiment de bien-être.

TISSUS DE LAINE. — Les tissus de laine doivent être préférés à tous les autres pour la confection des habits ; ils possèdent une grande facilité d'absorption et empêchent ainsi la température extérieure de modifier celle du corps.

FLANELLE ET TISSUS HYGIÉNIQUES. — Les personnes qui transpirent abondamment et qui sont, par conséquent, exposées plus que les autres à des refroidissements, devront avoir recours à l'usage, sur la peau, de la flanelle et des tissus hygiéniques. Une fois adopté, cet usage ne devra plus être abandonné sous peine d'accidents.

MODES D'HABILLEMENT. — La façon de s'habiller varie nécessairement suivant l'âge et les saisons. L'enfant et le vieillard se refroidissent plus vite que l'adulte, et ont par conséquent besoin de vêtements plus chauds.

VÊTEMENTS DE L'ENFANT. — A partir de l'âge de six ans, les enfants devront être vêtus d'habits souples et légers, confectionnés de façon à ne gêner en rien les exercices physiques auxquels ils se livrent, et qui entretiendront une chaleur suffisante en activant la circulation. En hiver, l'habillement sera complété par un pardessus ou par une pèlerine sans capuchon.

ENTRAINEMENT. — Habituez les enfants à sortir par tous les temps, le cou nu et dégagé. L'emploi du cache-nez et des foulards constitue une pratique pour le moins inutile : loin de préserver des rhumes et des maux de gorge, ils produisent l'effet contraire et les facilitent.

VÊTEMENTS DE CAOUTCHOUC. — Les vêtements de caoutchouc et d'étoffes imperméables empêchent la circulation de l'air autour du corps, et rendent plus difficiles les fonctions de la peau; il faut limiter leur emploi, et n'y avoir recours que pour se préserver de la pluie.

LINGE DE CORPS. — Les tissus de toile et de coton ont la propriété de faciliter l'évaporation rapide de la sueur, qui est absorbée par eux. Pendant la saison chaude, il conviendra donc de porter des chemises et des caleçons de toile de fil ou de coton, ainsi que des chaussettes de fil d'écosse ou de coton léger.

Pendant la saison froide, du mois de novembre au mois de mai, on adoptera l'usage des caleçons et des chaussettes en laine hygiénique.

NETTOYAGE DU LINGE. — On veillera scrupuleusement à la propreté du linge de corps, qui sera souvent changé. Le lavage des effets de toile et de coton sera confié de préférence à une blanchisseuse habitant une campagne pourvue d'eau pure en abondance, et où le séchage du linge pourra s'opérer au grand air et en pleine lumière.

Il existe à Paris quelques blanchisseries modèles, où sont judicieusement adoptées toutes les mesures d'hygiène désirables.

Le nettoyage des objets de laine sera confié à un teinturier, si l'on veut que leur souplesse soit conservée aussi longtemps que possible.

APPRÊT DU LINGE. — Les devants de chemises seront modérément empesés, ainsi que les cols qui ne doivent jamais comprimer le cou. Les devants souples sont préférables à tous les autres; les poignets et les cols devraient seuls être empesés. L'usage des cols très hauts et très durs place le cou dans un véritable carcan, qui gêne ses mouvements et amène la congestion.

CORSET. — Le corset est destiné à dessiner la taille des femmes et à soutenir les seins. Il doit maintenir la poitrine sans la comprimer.

Lorsque le fonctionnement du poumon est gêné par un corset mal fait, trop étroit ou trop serré par les lacets, le cœur supporte une augmentation de travail qui amène des palpitations et la dilatation de ses cavités.

Lorsqu'à leur tour l'estomac et le ventre sont comprimés, le travail de brassage, qui a pour but le mélange intime des aliments avec les sucs gastriques, est incomplet et l'insuffisance répétée des digestions devient la cause fatale de la dyspepsie et de la constipation.

Enfin, les maladies de la matrice, les troubles des règles, les fausses couches et même la stérilité, ont souvent pour cause unique l'usage des corsets trop serrés.

Le bon corset sera muni de baleines souples et suffisamment espacées pour permettre la complète dilatation de tous les organes de la poitrine, de l'estomac et du ventre.

C'est dans ces conditions seulement qu'il rendra les services qu'on doit attendre de son usage : soutien des seins trop volumineux, aide apportée aux parois des ventres affaiblis par des causes d'ordre divers, appui fourni aux muscles pendant les exercices violents.

Nous passons sous silence les corsets orthopédiques, dont l'emploi ne doit être adopté qu'après avoir demandé les conseils d'un spécialiste.

JARRETIÈRES. — Les *jarretières* sont confectionnées le plus souvent en caoutchouc ou en étoffe de coutil. On les place au-dessous du genou ou, ce qui est préférable, au-dessus du genou.

Les jarretières ne peuvent maintenir les bas que par une compression qui gêne assez gravement la circulation de retour dans les veines et qui, à la longue, peut amener des varices.

Nous conseillons de renoncer à leur usage.

JARRETELLES. — Les *jarretelles* remplacent avantageusement les *jarretières* et n'ont aucun de leurs inconvénients; elles sont constituées par des bandes élastiques fixées aux bas d'un côté et de l'autre au corset ou à la ceinture du pantalon au moyen d'un système de pinces ou de cordons. Par leur emploi, la compression et les troubles de la circulation sont complètement évités.

LA COIFFURE. — La tête doit rester nue aussi souvent et aussi longtemps que possible; les Turcs, qui ne se séparent jamais de leur *fez*, sont tous chauves, et les cheveux ne tombent pas du côté des tempes, qui sont constamment exposées à l'air.

On choisira pour l'hiver un chapeau de feutre léger, permettant l'aération de la tête au moyen d'isolateurs-ventilateurs ou de petites prises d'air placées au sommet ou sur les deux côtés de la coiffure.

Les chapeaux de paille naturelle ou de crin animal, portés pendant l'été, sont l'idéal du genre sous le rapport de la légèreté et de l'aération.

Les bérets de laine, les casquettes et les képis échauffent la tête et la congestionnent; les toques de fourrures ont plus encore le même inconvénient.

LA CHAUSSURE. — Si vous voulez marcher à l'aise, sans crainte de l'eau, et éviter les cors aux pieds et les œils de perdrix, demandez à votre cordonnier de vous faire des chaussures imperméables, souples, bien ajustées et à bouts arrondis; surtout qu'elles ne soient ni trop larges ni trop étroites. Il faut, en effet, que le pied soit maintenu, mais on doit éviter de le comprimer. Les semelles seront épaisses et les talons larges et bas, pour permettre au pied de se poser à plat sur le sol, sans déformation du membre.

Les bottines ne seront jamais trop serrées par les cordons ou par les bou tons, afin d'éviter les congestions qui seraient la conséquence naturelle de la compression du bas de la jambe.

Aux bains de mer, et pendant l'hiver, on évitera de se servir trop longtemps de caoutchoucs, parce qu'ils empêchent l'aération des pieds et y accumulent la sueur.

CHAUSSURES D'ENFANT. — Pendant les premiers mois de son existence, l'enfant porte des chaussons de laine tricotée. Lorsqu'il commence à marcher, on adopte l'emploi des souliers de cuir souple avec semelle rigide et sans talons, de façon à ce qu'ils maintiennent le pied en l'empêchant de tourner. Plus tard, les souliers sont remplacés par des bottines montantes à lacets. On veillera à ce que la chaussure soit large et longue et elle sera changée à mesure que le pied se développera.

LE POIDS DES VÊTEMENTS. — Il est évalué par Quetelet à :

1/18 du poids total de l'adulte homme, pesé habillé;

1/24 du poids total de l'adulte femme, également pesé habillé.

Roberts admet un chiffre « rond » de 4 kilogrammes; Kotelmann, 1/20 du poids total.

Il va de soi que les chiffres peuvent varier dans de très fortes proportions, non seulement selon les saisons, mais encore selon les individus, frileux ou non, etc.

HYDROTHERAPIE

*Historique. — Les effets de l'eau. — Affusion. — Ablutions. — Tub.
— Enveloppements humides. — Douches diverses.*

L'hydrothérapie est le traitement des maladies par l'eau sous toutes ses formes et de toutes les manières.

L'usage a restreint le mot hydrothérapie au traitement par les douches, les affusions et les ablutions.

HISTORIQUE. — Dans l'histoire des civilisations les plus anciennes, on retrouve l'usage des bains. A Rome, à Sparte, les citoyens y consacraient tous les jours un temps considérable ; les religions sémitiques en font l'objet de prescriptions morales.

La propreté du corps est si importante qu'un hygiéniste a pu dire et démontrer que la civilisation d'un peuple est en rapport direct avec la quantité d'eau qu'il dépense.

LES EFFETS DE L'EAU. — L'*eau chaude* accélère les battements du cœur qui se ralentissent au moment où la transpiration s'établit. La circulation est activée au point d'amener quelquefois des congestions dans les organes internes tels que les centres nerveux.

Très chaude, entre 45 et 50 degrés, l'eau amène la pesanteur de tête, la somnolence, l'étourdissement si son action se prolonge ; au contraire, elle diminue l'irritabilité musculaire et l'excitation nerveuse si son intervention est de courte durée.

L'*eau froide* ralentit la circulation, diminue la température du corps et la contractilité musculaire. Appliquée brusquement, elle produit une sensation douloureuse, un choc bientôt suivi d'insensibilité ; la chair de poule, le frisson, le tremblement des membres, le claquement des dents apparaissent et, quelquefois, le premier effet de l'application du froid produit la contraction de la vessie et l'émission involontaire de l'urine.

A cette excitation générale succède une période de calme et les phénomènes (dits de réaction) apparaissent (sensation de chaleur, vive rougeur à la peau devenue insensible, accélération de la circulation, respiration large et facile).

Enfin, les muscles sont fortifiés et l'organisme entier ressent plus de souplesse et d'énergie. Ces phénomènes sont activés par le massage, les frictions, l'exercice modéré, le séjour dans une pièce chauffée.

AFFUSION. — L'affusion consiste à verser sur une partie du corps ou sur le corps entier une nappe d'eau chaude ou froide ; elle peut suppléer les douches, mais ne les remplace pas.

ABLUTIONS. — Les ablutions ne sont autre que le lavage du corps entier ou d'une partie à l'aide d'un linge mouillé d'eau chaude ou froide.

TUB. — Le tub est une sorte d'affusion faite sur le corps entier à l'aide d'une grosse éponge imbibée d'eau à la température ambiante.

ENVELOPPEMENTS HUMIDES. — Les enveloppements humides se font avec des compresses, des serviettes, des draps trempés dans l'eau et à peine exprimés. Les enveloppements sont appliqués tantôt à l'eau froide (affections pulmonaires chez l'enfant, fièvre typhoïde), tantôt à l'eau chaude (affections de la gorge).

DOUCHES. — Les douches sont des applications très courtes d'eau chaude ou froide sous pression.

Elles doivent être prises dans une salle dont la température oscille entre 15 et 20 degrés. Le patient fera de l'exercice avant sa douche et aura mangé depuis trois heures au moins. S'il est en sueur, il recevra le jet en cet état, fera des mouvements pendant la douche et surtout après (marche, escrime, gymnastique). Il se trouvera bien des frictions énergiques au gant de crin, sèches ou à l'alcool (alcoolat de lavande, eau de Cologne, alcool camphré), et s'habillera aussitôt après. Le médecin indiquera l'heure des douches et leur fréquence.

LES DIVERSES SORTES DE DOUCHES. — On divise les douches :

1° D'APRÈS LEUR TEMPÉRATURE :

Douches chaudes. — De 30 à 35 degrés ; *excitantes* si l'application est courte, et *calmantes* si elle est prolongée.

Douches froides. — De 9 à 10 degrés ; elles doivent être courtes et projetées avec force.

Douches écossaises. — Douches chaudes, d'abord à 30 degrés, puis portées successivement à 35, 40, 45 degrés et suivies d'un jet froid très court.

Douches alternatives. — Douches chaudes suivies d'une douche froide, cette série étant répétée deux ou trois fois.

2° D'APRÈS LEUR APPLICATION :

Douches générales.
Douches locales.

3° D'APRÈS LES FORMES DU JET :

Douches en jet. — Douches données à la lance. Le patient est à environ deux mètres de l'opérateur placé sur une estrade de 50 à 60 centimètres d'élévation. Le jet est dirigé d'abord sur la partie postérieure du corps, puis sur la poitrine, les membres et les pieds.

L'ajutage sera un orifice de 1 à 2 centimètres de diamètre dont le jet devra être brisé avec la main, une pomme d'arrosoir ou un éventail.

Douches en pluie. — Pomme d'arrosoir à large circonférence, placée à 2 mètres ou $2^m,50$ de hauteur. Le patient, la tête couverte d'un bonnet de caoutchouc ou de toile cirée, reçoit la douche le haut du corps un peu penché.

Douches en colonne. — Douche en pluie dont la pomme d'arrosoir est remplacée par une lance.

Douches en cercle. — Cylindre à claires-voies dans lequel entre le patient et constitué par une série de cerceaux creux superposés horizontalement et garnis de nombreux trous sur leur face interne. Un robinet permet d'amener l'eau dans chaque cercle. Quand l'appareil fonctionne, un tourbillon d'eau entoure le patient. Douche difficilement supportée et peu usitée.

Douche promenade (système Level). — Cylindre creux de $4^m,50$ de long, percé de trous à sa face inférieure et placée à $2^m,50$ du sol. Le patient passe dans toute la longueur du cylindre.

Douches locales. — Les principales sont : la douche ascendante ou anale, la douche utérine, la douche hypogastrique, la douche hépatique, la douche oculaire, la douche rectale, la douche vaginale.

Les douches peuvent être données avec de l'eau chargée de principes médicamenteux (douches de Barèges, douches d'eau de mer, douches alcalines, etc.)

LES BAINS

Bains. — Bains liquides. — Bains entiers composés. — Bains gazeux. — Bains d'étuve sèche. — Bains d'étuve humide ou de vapeur. — Bains turco-romain ou hammam. — Bains de sable et de varech. — Observation importante.

BAINS. — Un bain est le séjour plus ou moins prolongé d'une partie du corps ou du corps tout entier dans un milieu liquide, solide ou gazeux autre que l'atmosphère.

On classe les bains :

1° D'APRÈS LEUR TEMPÉRATURE. — *Bains froids*, au-dessous de 25 degrés (bains fortifiants) ; *bains tièdes*, entre 30 et 35 degrés (neutres) ; *bains chauds*, de 35 à 40 degrés (d'abord excitants, puis déprimants).

2° D'APRÈS LA NATURE DU MILIEU. — Bains liquides, bains gazeux, bains solides.

3° D'APRÈS LA PARTIE DU CORPS IMMERGÉ. — *Bains entiers*, dans lesquels tout le corps, sauf la tête, est plongé ; *bains partiels* (bains de siège, bains de pied, demi-bain).

BAINS LIQUIDES. — Indication générale pour tous les bains liquides :

La durée moyenne d'un bain varie de 10 à 30 minutes. Au delà de ce temps, le bain est dit *prolongé*. Un bain pour adulte nécessite de 250 à 300 litres d'eau. Jamais on ne se baignera pendant le travail de la digestion, c'est-à-dire moins de trois heures après la fin du repas. Nous ne conseillons cependant pas de prendre le bain à jeûn. Les heures les plus favorables sont de neuf heures à midi et de quatre heures à cinq heures de l'après-midi.

Bains froids de rivière. — Ils doivent être courts, de 10 à 15 minutes. On entrera brusquement dans l'eau, de façon à généraliser la sensation désagréable de l'immersion et à la percevoir moins distinctement. On ne prendra pas de bain si l'on a froid ou si l'on se sent fatigué. On s'efforcera de faire de l'exercice dans l'eau. La tête sera couverte en cas de soleil et le bain ne sera jamais assez prolongé pour donner à la sortie de l'eau le frisson, le visage pâle et les extrémités violacées.

Le bain froid de rivière est tonique. Il refroidit d'abord la surface du corps, ralentit la circulation périphérique en contractant les vaisseaux et provoque une diminution de la sensibilité. Puis la peau se réchauffe, rougit, les viscères sont dégagés par le transport du sang à la périphérie et c'est cette réaction de chaleur qui se poursuit à la sortie du bain et qui peut être accentuée à ce moment par des frictions sèches énergiques.

Les bains de rivière conviennent surtout aux personnes robustes dont la santé est parfaite. Ils sont plutôt nuisibles aux vieillards, aux adultes nerveux et affaiblis.

Bains de mer. — Nous conseillons de ne pas prendre de bain aussitôt après l'arrivée à la mer ; il est préférable de s'acclimater pendant deux ou trois jours et de choisir un temps favorable pour le premier bain.

Pendant cette période d'attente, les bains de mer chauds pris en baignoire sont excellents pour les personnes délicates, qui ne peuvent supporter d'emblée l'action énergique du flot.

Le vêtement de bain sera choisi assez large pour faciliter les mouvements. Les cheveux des femmes seront couverts d'un bonnet imperméable.

Les heures les plus avantageuses pour le bain sont : le matin, de dix heures à midi ; l'après-midi, de trois heures à cinq heures.

Les premiers bains seront courts : à peine cinq minutes de durée pour arriver progressivement à un quart d'heure si on recherche une action fortifiante ; au delà de ce temps, le bain est calmant. On se retirera vivement de l'eau si l'on ressent un frisson. Un bain quotidien est suffisant ; deux bains fatiguent, à moins qu'ils ne soient très courts (cinq minutes). On entrera dans l'eau brusquement, le corps tout entier, et, pendant toute la durée du bain, on fera des mouvements pour activer la circulation et faciliter la réaction. Après le bain, on s'enveloppera d'un peignoir en tissu absorbant. Sans prendre de repos, on arrivera à la cabine où, très rapidement, on quittera le costume de bain. Il est bon de faire une friction énergique sur tout le corps, de prendre un bain de pieds chaud, et de marcher aussitôt après le bain.

Les premiers bains produisent quelquefois des maux de tête, des troubles digestifs, des désordres de la menstruation et de l'urticaire. Ces troubles sont passagers et ne doivent pas empêcher de continuer à se baigner.

Bains froids de baignoire. — Ces bains abaissent la température du corps, ils calment le système nerveux, régularisent la respiration et augmentent la sécrétion urinaire.

On les emploie de plus en plus dans la broncho-pneumonie infantile, les fièvres éruptives et les névroses.

Bains chauds. — Les bains chauds ont une action excitante révulsive et dérivative ; ils provoquent une transpiration abondante de la partie non immergée du corps et aussi de toute la partie plongée dans l'eau, car on peut constater après le bain une notable diminution du poids et un affaiblissement général. Ils seront surveillés par le médecin ; les sujets prédisposés aux congestions ou atteints de maladies aiguës ne prendront pas de bain chaud. Quand la face s'empourpre et que des palpitations, des maux de tête, des bourdonnements d'oreilles ou des éblouissements apparaissent, il faut se hâter de sortir du bain ; une congestion est à craindre. On ouvrira alors les fenêtres et l'on entourera la tête de linges trempés dans l'eau froide.

Bains tièdes. — Ce genre de bain est pris à une température voisine de celle du corps, aussi son influence sur l'organisme est-elle très faible.

Il n'agit que sur la peau, dont il ouvre les pores et relâche les fibres contractiles. C'est le bain hygiénique d'où l'on sort reposé avec augmentation de l'appétit.

Bains partiels. — Ils comprennent les bains de bras, les bains de pieds et les bains de siège. Comme les bains entiers, ils peuvent être froids, chauds, ou tièdes.

Les bains de siège se prennent dans des baignoires circulaires en zinc ou en cuivre munis d'un dossier servant d'appui au malade ou, moins confortablement, dans de grandes cuvettes ou des baquets. Ils peuvent être à eau courante ou à eau dormante, alternatifs ou écossais, c'est-à-dire à effet d'eau successivement chaude et froide.

Bains de pieds à la moutarde. — Nous allons indiquer de quelle façon on doit procéder pour préparer un bain actif à la farine de moutarde.

Placer dans le récipient choisi pour cet usage de 125 à 250 grammes de farine de moutarde, qui sera délayée dans la valeur d'un litre d'*eau froide*. Après une demi-heure, ajouter à ce mélange la quantité d'eau chaude nécessaire pour le bain.

BAINS ENTIERS COMPOSÉS :

Bains d'amidon. — On délaie 500 grammes d'amidon en poudre dans deux litres d'eau froide, puis on verse *lentement* ce mélange dans l'eau du bain préparé d'avance.

Bains aromatiques. — Faire infuser pendant une heure 500 grammes d'espèces aromatiques dans dix litres d'eau bouillante ; passer à travers un linge et ajouter au bain.

Bains alcalins. — Dissoudre dans le bain 250 grammes de sous-carbonate de soude ou 500 grammes de bicarbonate de soude.

Bains de Barèges. — On dissout dans un litre d'eau chaude 125 grammes de sulfure de potasse et on ajoute cette solution au bain.

Les bains sulfureux répandent une odeur désagréable ; ils détériorent les baignoires de métal et noircissent les objets, les ornements, les glaces et les peintures à base métallique placés dans l'appartement exposé aux émanations sulfureuses.

On les prendra dans des baignoires de bois, de faïence, de marbre ou de fonte émaillée.

Les progrès de la chimie ont permis de préparer des bains sulfureux inodores, pouvant être pris sans aucun inconvénient à domicile dans toute espèce de baignoires.

Bains de gélatine. — On dissout dans dix litres d'eau chaude 500 grammes de gélatine en grains et l'on verse ensuite la solution dans le bain. (Tonique.)

Bains sinapisés. — On introduit dans un linge un kilogramme de farine de moutarde. On laisse ce nouet en contact pendant une demi-heure avec un seau d'*eau froide;* puis on ajoute nouet et eau froide au bain préparé à la température convenable. (Résolutif, excitant, révulsif.)

Bains de son. — On fait bouillir pendant un quart d'heure un kilogramme de son dans cinq litres d'eau, puis on passe et l'on mélange au bain. On peut aussi placer le son dans un sac de grosse toile, le faire bouillir comme nous venons de l'indiquer et ajouter au bain le sac et l'eau. (Émollient, rafraîchissant.)

Bains de sel. — Cinq kilogrammes de gros sel gris pour un bain ordinaire.

Bains de tilleul ou de camomille. — On procède comme pour le bain aromatique, mais en agissant sur un kilogramme de plantes.

BAINS GAZEUX. — Ils comprennent les bains de différents gaz (oxygène, acide carbonique, etc.), pris dans un but thérapeutique ; les bains d'air chaud (étuves sèches) ; les bains d'air humide (étuves humides).

BAINS D'ÉTUVE SÈCHE. — Les bains d'étuve sèche, ou bains de sudation, sont employés dans l'obésité, le rhumatisme chronique et les névralgies ; ils demandent à être surveillés par le médecin.

Entre 38 et 45° ils sont excitants, sudorifiques et procurent du bien-être. On restera une heure au plus sous l'action de l'air chaud et, si des maux de tête apparaissaient, on appliquerait sur le front et sur la nuque des compresses d'eau froide.

Entre 45 et 55°, la température du corps s'accroît de 1 à 3° et des phénomènes de congestion ne tardent pas à se produire (tintements d'oreilles, tendance à la syncope, gêne de la transpiration, sang à la tête). Le séjour dans l'étuve très chaude ne doit pas dépasser un quart d'heure.

On peut répandre dans l'étuve des principes aromatiques, tels que l'essence de pin, l'eucalyptus, le menthol, le benjoin, etc. ; on obtient ainsi des fumigations très actives.

BAINS D'ÉTUVE HUMIDE OU DE VAPEUR. — Ces bains endurcissent le corps contre le froid et sont indiqués comme préservatifs des affections respiratoires ; on les utilise aussi dans le traitement des névralgies, des rhumatismes, de la goutte, de l'hydropisie, des fièvres intermittentes, etc. Ils peuvent se prendre dans l'étuve sèche, dans laquelle on fait arriver de la vapeur, ou dans des chambres spécialement aménagées à cet effet. Leur température est la même que celle des bains en étuve sèche.

Loin de toute installation de bains, on réalisera le bain de vapeur à la maison en couchant le patient, vêtu de sa chemise, sur une alèse imperméable recouverte d'une couverture de laine ; on placera autour de lui cinq à six cruchons d'eau bouillante entourés de linges mouillés ; on rabattra la couverture et l'alèse et l'on placera un édredon sur le tout.

L'action du bain est complétée avantageusement par une friction énergique au gant de crin sec ou mouillé d'alcool.

BAINS TURCO-ROMAINS OU HAMMAM. — L'installation de ces bains comprend une série de salles où l'on passe successivement : 1° le *tepidarium*, étuve sèche à 60° ; 2° le *caldarium*, étude sèche à 80° ; 3° la *salle de massage* ; 4° le *lavatorium*, où des aides savonnent le baigneur à l'eau chaude avant qu'il s'immerge dans la piscine froide ou se présente sous la douche.

Après ces différentes étapes, le baigneur se repose sur des sofas ou se livre à des exercices gymnastiques.

Les bains turco-romains arrivent rapidement à dissoudre les masses adipeuses superficielles, et il n'est pas rare de constater, après leur emploi, une diminution considérable du poids du corps. Quand le médecin les autorise, ils améliorent et rendent supportables les rhumatismes chroniques, la goutte et guérissent souvent les névralgies rebelles.

BAINS DE SABLE ET DE VARECH. — Par un temps de soleil, au bord de la mer, on recouvre le sujet de sable ou de varech, en ayant soin de protéger sa tête par un chapeau de paille ou un casque de liège. Le bain dure de 15 à 30 minutes et il est suspendu s'il survient des maux de tête ou de la gêne de la respiration.

Ce genre de bain provoque une abondante sudation et son action est complétée par la friction sèche ou alcoolisée. Il donne de bons résultats dans la scrofule, le lymphatisme, les convalescences et le rachitisme.

OBSERVATION IMPORTANTE :

Chaque fois que l'on prendra un bain dans un établissement public, on exigera que la baignoire soit entièrement garnie d'une alèse bien lessivée. De cette façon, on évitera des contagions possibles.

MASSAGE

Les diverses sortes de massage. — Indications générales.

MASSAGE. — On appelle massage l'ensemble des mouvements faits sur le corps avec les mains ou au moyen d'appareils spéciaux, dans un but hygiénique ou thérapeutique.

On distingue le massage local et le massage général qui s'opèrent tous les deux par *effleurage*, par *pétrissage*, par *frictions*, par *vibrations*.

L'*effleurage* s'exécute avec la main entière et, quand il doit être profond, avec le dos de la main. Il consiste en frôlements doux sur la région à masser ou sur les parties voisines et il agit sur le système nerveux par action réflexe. Les effleurements sont toujours exécutés dans le sens de la circulation veineuse, c'est-à-dire de la périphérie du corps vers le cœur. L'effleurage active la circulation, augmente la nutrition des tissus et procure une sensation agréable et calmante.

Le *pétrissage* consiste à écraser les tissus à pleines mains, comme si on voulait exprimer une éponge ; on le fait souvent précéder d'effleurements. Il favorise l'activité des muscles et combat leur atrophie.

L'*écrasement* est une variété du pétrissage particulièrement employée dans le massage des articulations ; on le pratique avec la pulpe des doigts, du pouce surtout, et le talon de la main. Il forme une combinaison de pétrissage et d'effleurage profonds (Dujardin-Beaumetz).

Les *tapotements* sont obtenus avec la face palmaire de la main ou le poing fermé lorsqu'il s'agit de tissus mous très épais ; avec la main, placée sur champ du côté du petit doigt ou avec les doigts écartés (percussion pointée). Ils sont surtout indiqués pour combattre la sensibilité exagérée des nerfs dans les névroses.

La *friction* est un effleurage vigoureux exécuté avec pression énergique ; elle est faite à l'aide de la main ou avec un gant, soit de laine, soit de crin, secs ou imprégnés d'alcool. Elle agit surtout sur les vaisseaux.

Le *massage vibratoire* est fatigant et difficile à pratiquer. On a été amené, pour cette double raison, à imaginer des appareils vibrateurs, conduits à la main, qui le réalisent dans d'assez bonnes conditions. Cette variété de massage est exclusivement médicale.

Quel que soit le genre de massage, le sujet sera toujours placé dans une position telle que les muscles se trouvent à l'état de relâchement complet. Le masseur sera choisi adroit et n'a pas besoin d'être fort. Ses mains ne seront pas en sueur. Il emploiera, pour faciliter ses manœuvres, les poudres de talc, d'amidon, de lycopode, la vaseline, la glycérine ou l'alcool ; il agira progressivement et sans brusquerie. Tout massage douloureux est mal fait. Les opérations de massage auront une durée qui variera entre 10 et 30 minutes.

Le massage rend de grands services dans la contracture, les contusions, la rupture des muscles (torticolis, lumbago, tour de reins, etc.), dans le traitement des fractures, des luxations et des entorses ; il diminue ou supprime les ankyloses et les adhérences cicatricielles.

EXERCICES PHYSIQUES

Marche. — Gymnastique. — Natation. — Cyclisme. — Escrime.

Les exercices physiques sont constitués par une réunion de mouvements physiologiques qui ont pour résultat de chasser de l'organisme les liquides et les solides viciés ou inutiles ; ils impriment à toutes les parties du corps une activité nouvelle, ils lui donnent des muscles plus solides et une force plus grande avec la grâce, la souplesse et l'harmonie des mouvements, triple témoignage de la parfaite santé.

L'exercice convient à tout le monde, à condition qu'il soit *relatif* et *progressif*. Il est nécessaire, en effet, de le proportionner au sexe, à l'âge, à la santé et à la force de chaque sujet, et il ne faut pas qu'un grand effort soit demandé tout d'un coup à l'organisme sans entraînement préalable, sous peine d'amener la courbature et l'épuisement.

Pendant les exercices physiques, l'absorption de l'oxygène est considérable ; il faut donc s'y livrer, autant que possible, en plein air et par tous les temps, afin de fournir aux poumons une nourriture pure et saine. L'équitation dans un manège, l'escrime dans une salle d'armes, la natation dans une piscine sont loin de donner les mêmes résultats que s'ils étaient pratiqués en plein air.

L'exercice régularise la nutrition et donne souvent des résultats inattendus dans les affections où les médicaments avaient échoué. Les anémiques, les obèses, les malades par ralentissement de la nutrition en retireront tous les meilleurs effets ; de leur côté, les nerveux et les hypocondriaques surtout y trouveront une dérivation et une distraction salutaires ; enfin les personnes faibles ou prédisposées à la tuberculose arriveront, par sa pratique bien entendue, à développer leur thorax et à fortifier leurs poumons.

Comme règle générale, les exercices doivent être pratiqués lorsque la digestion est à peu près terminée, pour cette raison que la dépense musculaire qu'ils exigent s'effectuerait, pendant la digestion, aux dépens du travail stomacal. La marche seule échappe à cette observation et peut être faite à n'importe quel moment de la journée.

La marche, la gymnastique, la natation, le cyclisme et l'escrime sont les exercices les plus simples et les plus facilement réalisables. Nous nous bornerons à dire quelques mots de chacun d'eux.

LA MARCHE. — La marche est un excellent exercice qui convient à tous les âges ; elle fortifie les membres inférieurs, le bassin et l'abdomen et produit d'excellents résultats dans la constipation habituelle et chez les arthritiques.

Le décret du 20 octobre 1892, sur le service des troupes d'infanterie, contient des instructions complètes relatives à la grande marche ; nous lui empruntons quelques-unes de ses indications que nous résumons brièvement :

Avant d'entreprendre une marche, il faut s'assurer que les effets d'habillement ne gênent pas et veiller surtout à la chaussure, qui doit avoir été portée, brisée et souple aux pieds.

On surveillera l'usage de la boisson pendant la marche ; en principe, il faut boire le moins possible et se contenter de se gargariser si la soif est trop vive. L'ingurgitation de grandes quantités d'eau pendant la marche est souvent suivie d'accidents graves. Aux haltes, il est prudent de manger un peu avant de boire.

Quand on est en transpiration, il faut boire lentement et à petites gorgées. On doit s'abstenir de boissons alcooliques et préférer le thé ou le café largement mélangé d'eau.

Autant que possible, il ne faut pas partir à jeun ; pendant la marche, on n'usera des fruits, même bien mûrs, qu'avec modération.

On évitera le repos aux endroits humides ou trop frais, et, si l'on est en transpiration, on se prémunira contre le vent ; on se donnera du mouvement si l'on sent que l'on se refroidit et on se gardera de s'étendre sur l'herbe.

Lorsque le soleil sera trop ardent, on se garantira la tête avec un mouchoir, en l'interposant entre la tête et la coiffure, de telle sorte que la partie postérieure fasse l'office de couvre-nuque.

A la suite d'une longue marche ou d'un exercice fatigant, après la pluie et particulièrement au moment des grandes chaleurs, on ne doit pas se dévêtir à l'arrivée, à moins qu'on ne veuille changer de linge ; dans ce cas, on procédera sans perdre de temps et en ayant soin de se garantir des courants d'air. Après une grande fatigue suivie de transpiration, un repos complet et immédiat est pernicieux ; le mouvement fait éviter les refroidissements.

GYMNASTIQUE. — La gymnastique a pour but le développement rationnel et régulier du corps humain ; elle comprend un ensemble d'exercices dont les mouvements varient en force, en durée et en intensité suivant l'âge, le sexe et la résistance du sujet.

L'adolescence est la période où la gymnastique est le plus utile, parce qu'à cette époque de la vie il y a lieu d'éduquer les sens et les organes de la locomotion ; au moment de la puberté, elle rendra aux jeunes gens l'appréciable service de détourner leur attention des habitudes funestes qui pourraient entraver leur développement ; à l'âge adulte, elle assurera l'équilibre entre toutes les parties de l'organisme et sera indispensable aux personnes ayant des occupations sédentaires ; plus tard, enfin, elle reculera les limites de la vieillesse en favorisant le jeu des muscles et en conservant la souplesse du corps.

La gymnastique ne comprend pas les jeux dangereux de la voltige, du trapèze, des anneaux ; elle n'est pas une école d'acrobatie. Elle procède au moyen de mouvements raisonnés, sur lesquels le cadre limité de notre livre ne nous permet pas de nous étendre (gymnastique pédagogique, gymnastique militaire, suédoise (de Ling), mécanothérapie de Zander).

La gymnastique faite au grand air est la meilleure ; cependant la gymnastique de chambre exécutée au moyen des extenseurs, des haltères et des tendeurs élastiques rendra des services aux personnes sédentaires.

La NATATION. — Le Dr Turbaux considère la natation comme un exercice de premier ordre qui est, avant tout, une école de volonté qu'il faut fréquenter dès l'âge de 7 à 8 ans. Il la conseille, non seulement en été, mais encore en hiver dans les piscines.

Les parents feront donner des leçons de natation à leurs enfants aussitôt qu'ils commenceront à se baigner ; ils veilleront à ce que le maître leur apprenne à faire la planche, qui est d'un précieux secours en cas de crampe, de vertige ou d'épuisement.

Au bain, on tiendra compte des remarques suivantes : 1° on n'entrera pas à l'eau en état de sueur ; 2° on ne se baignera que trois ou quatre heures après les repas ; 3° on s'immergera subitement pour éviter la sensation désagréable du froid ; 4° en sortant de l'eau, on se vêtira d'un peignoir et on se frictionnera avant de se rhabiller ; 5° on fera après le bain un exercice modéré. (Voir *Bains froids de rivière*.)

CYCLISME. — Le cyclisme est un exercice de premier ordre pour l'enfant, l'homme et la femme en bon état de santé. Les médecins le recommandent dans certains cas d'anémie, d'arthritisme, de neurasthénie, de constipation et de diarrhée ; ils en limitent la pratique ou la suppriment chez les cardiaques, les dyspeptiques, les herniaires, les hémorroïdaires, les convalescents et les personnes ayant eu des appendicites ou des affections des voies urinaires.

On choisira une machine solide en se persuadant que la légèreté ne s'acquiert le plus souvent qu'aux dépens de la résistance.

On évitera les selles trop basses qui fatiguent les jambes et les selles trop hautes qui tendent les muscles outre mesure. Pendant l'exercice, on s'abstiendra de prendre des boissons froides et on les remplacera avantageusement par du café ou du thé chaud. On se rappellera, enfin, qu'une promenade quotidienne de 10 et même 20 kilomètres n'a rien d'excessif, mais que ce dernier chiffre ne doit pas être dépassé sous peine de surmenage. Il sera utile, d'ailleurs, de consulter le médecin à ce sujet.

L'ESCRIME. — L'escrime, c'est-à-dire le maniement du fleuret, de l'épée, du sabre et de la baïonnette, met en jeu un grand nombre de muscles et elle convient particulièrement aux adultes lymphatiques ou indolents, aux arthritiques et aux neurasthéniques qui retireront de sa pratique des avantages certains, à condition de s'y livrer modérément.

Le Dr Dally ne conseille l'escrime qu'à des jeunes gens âgés de 14 ans au moins et bien développés ; il fait remarquer que, pratiquée dans le jeune âge, de la main droite seulement, elle cause, par la continuité des attitudes de garde, de fréquentes mais légères déformations, et il recommande pendant l'adolescence, de faire de l'escrime des deux mains alternativement.

Dans son livre sur *La médication par l'exercice*, le Dr Lagrange estime que les jeunes gens qui ont déjà une tendance à une déviation de la colonne vertébrale ne doivent prendre que des leçons très courtes d'escrime et même, dans certains cas, s'abstenir de cet exercice.

AÉROTHÉRAPIE

Aérothérapie. — Cures d'altitude. — Précautions à prendre en arrivant à l'hôtel. — Stations d'altitude. — Stations d'hiver. — Stations d'été.

AÉROTHÉRAPIE. — L'aérothérapie est une méthode qui a pour but de traiter certaines maladies au moyen de *l'air raréfié* et de *l'air chargé d'émanations médicamenteuses.*

Les traitements par l'air raréfié et par l'air comprimé ne peuvent se faire que dans des instituts spéciaux.

Les traitements par l'air chargé d'émanations médicamenteuses sont facilement suivis à la maison. Ils comprennent les inhalations d'oxygène et d'ozone, ainsi que les fumigations de principes balsamo-antiseptiques.

L'oxygène soulagera les crises d'asthme, les suffocations, l'asphyxie et ne sera respiré qu'en cas de besoin ; l'ozone, au contraire, sera produit constamment dans les appartements que l'on voudra assainir. On trouve à cet effet, dans le commerce, des appareils pratiques et peu coûteux.

Quand on désirera répandre dans l'atmosphère de la chambre d'un malade un principe aromatique tel que le goudron de Norvège, par exemple, on aura recours à l'emploi d'un *émanateur* ; les émanations de goudron de Norvège arrivent facilement à enrayer la bronchite et surtout la coqueluche dès les premiers jours du traitement.

On peut donc, dans une certaine mesure, remplacer par les procédés qui précèdent une cure d'air dans un sanatorium, à la mer ou à la montagne.

Changer d'air un malade, c'est faire de l'aérothérapie. En conséquence, les maladies chroniques, accompagnées d'anémie, seront améliorées par un séjour à la campagne.

L'influence de l'air marin, contre-indiqué dans le nervosisme, l'arthritisme et les maladies du cœur, est toujours favorable aux personnes qui souffrent de lésions pulmonaires et de scrofule.

L'air de la montagne est une forme de l'air raréfié et donne des résultats merveilleux dans la phtisie, l'anémie, la dyspepsie et les congestions chroniques.

CURES D'ALTITUDE. — La cure d'altitude est réalisée en habitant la montagne et ne doit être entreprise que sur les conseils et sous la surveillance d'un médecin.

Le docteur Regnard a divisé les cures d'altitude en trois groupes principaux : 1° *stations basses*, inférieures à 1 200 mètres ; 2° *stations moyennes*, variant entre 1 200 et 1 800 mètres ; 3° *stations élevées*, de 1 800 à 2 000 mètres.

Les maladies relevant de la cure d'altitude sont fort nombreuses ; citons parmi elles : *l'anémie*, la *chlorose*, les *convalescences*, les *suites de fièvres intermittentes*, la *dyspepsie*, les *congestions du foie*, les *hémorrhoïdes*, l'*eczéma humide*, l'*hypocondrie*, la *mélancolie*, les *bronchites chroniques*, les *catarrhes du nez*, du *pharynx* et du *larynx*.

Les phtisiques choisiront une localité pourvue d'un sanatorium.

Les vieillards, les bébés, les cardiaques, les athéromateux, les emphysémateux et les rhumatisants articulaires devront s'abstenir complètement de fréquenter ou d'habiter la montagne.

Lorsque le médecin aura déterminé l'altitude qui convient à l'affection du malade, ce dernier devra rechercher une localité protégée des vents, pourvue de bois et dont la configuration permette des promenades peu fatigantes ; il exigera que la table de l'hôtel où il s'installera soit conforme aux exigences du régime qui lui aura été indiqué.

Pendant le séjour à la montagne, qui sera aussi prolongé que possible, on portera des vêtements de laine et l'on adoptera l'usage direct sur la peau de flanelle ou de tissu hygiénique ; pendant les excursions, on se munira de vêtements très chauds, même en été, pour se préserver des brusques changements de température. Enfin, le linge de corps sera fréquemment changé, et la peau sera, matin et soir, frictionnée avec le gant de crin sec ou légèrement imprégné d'alcool.

PRÉCAUTIONS A PRENDRE EN ARRIVANT A L'HOTEL. — Nous ne saurions trop recommander de choisir un hôtel organisé d'après les principes de l'hygiène moderne. On préférera celui où fonctionne le tout-à-l'égout et où les chambres sont installées d'après les règles que nous avons indiquées à l'article *Chambre hygiénique*.

En arrivant dans la chambre choisie, défaites le lit, vérifiez la propreté des couvertures, des enveloppes du matelas et des oreillers et faites-les changer si vous y remarquez des souillures infectes. Songez au danger de garder toute une nuit le contact d'une literie infectée par des individus atteints d'affections contagieuses : *tuberculose*, *maladies de la peau*, *pelade*, etc. Au besoin, demandez que l'on étende sur le matelas un drap plié en deux ou une enveloppe isolante spéciale.

Ne vous asseyez jamais sur le siège des water-closets sans le recouvrir. On vend, à cet effet, des enveloppes en papier, mais il est mieux d'en faire confectionner quelques-unes en tissu éponge. Voilà un accessoire précieux qui ne chargera pas beaucoup les malles.

N'employez pas la verrerie placée sur la toilette sans l'avoir soigneusement nettoyée. Des voyageurs peu scrupuleux ont pu l'utiliser pour se donner des soins intimes nécessités par des maladies contagieuses. Soyez donc toujours muni d'un antiseptique sûr, ni toxique ni caustique, qui vous permettra de purifier les objets suspects.

Stations d'altitude (Docteur Regnard).

1° *Stations basses* (altitude inférieure à 1 200 mètres) :

Bussang (Vosges), 600 mètres ; Gérardmer (Vosges), 670 mètres ; La Schlucht (Vosges), 1 150 mètres ; Les Corbières (Pyrénées), 545 mètres ; Bagnères-de-Bigorre (Pyrénées), 579 mètres ; Luchon (Pyrénées), 628 mètres ; Le Vernet (Pyrénées), 629 mètres ; Eaux-Chaudes (Pyrénées), 674 mètres ; Eaux-Bonnes (Pyrénées), 740 mètres ; Cauterets (Pyrénées), 932 mètres ; La Bourboule (Auvergne), 849 mètres ; Mont-Dore (Auvergne), 1 050 mètres ; Saint-Gervais (Savoie), 827 mètres ; Chamonix (Savoie), 1 050 mètres.

2° *Stations moyennes* (altitude de 1 200 à 1 800 mètres) :

Praloguan (Savoie), 1 424 mètres ; Les Vorons (Savoie), 1 424 mètres ; Le Revard (Savoie), 1 545 mètres ; Le Monnetier de Briançon (Hautes-Alpes), 1 495 mètres ; La Grave (Hautes-Alpes), 1 526 mètres ; Barèges (Pyrénées), 1 232 mètres ; Les Escaldas (Pyrénées), 1 350 mètres.

3° *Stations élevées* (altitude de 1 800 à 2 000 mètres) :

Montauvert (Haute-Savoie), 1 921 mètres ; Le Lautaret (Hautes-Alpes), 2 070 mètres.

Cela pour la France.

En Suisse, nous citerons :

Grindelwald, climat doux, 1 057 mètres ; Saint-Beatenberg, climat doux, 1 148 mètres ; Burgenstock, climat doux, 870 mètres ; Saint-Cergues, climat froid, 1 046 mètres ; Engelberg, climat froid, 1 019 mètres ; Zermatt, climat froid, 1 026 mètres ; Rosenlani, climat froid, 1 330 mètres ; Louèche, climat froid, 1 415 mètres ; Le Malaya, climat froid, 1 811 mètres ; Saint-Moritz, climat froid, 1 856 mètres.

Les groupes de stations qui suivent comprennent des localités voisines les unes des autres, différentes d'altitude et reliées entre elles par une voie ferrée.

Elles permettent de s'entraîner graduellement et aussi le retour à une station plus basse si l'altitude plus élevée est mal supportée.

1er groupe.

Lauterbrünnen, 806 mètres ; Murren, 1 630 mètres ; Scheidegg, 2 069 mètres ;

2e groupe.

Righi-Klœsberle, 1 300 mètres ; Righi-Kalsbad, 1 441 mètres ; Righi-First, 1 446 mètres ; Righi-Staffel, 1 594 mètres ; Righi-Scheidack, 1 648 mètres ; Righi-Kulen, 1 800 mètres.

3e groupe.

Glyon, 724 mètres ; Caux, 1 160 mètres ; Noyer, 2 045 mètres.

LES STATIONS D'ALTITUDE D'APRÈS LES MALADIES

Anémie. Chlorose. Convalescence. — Basses et moyennes stations pendant la première année. — Hautes stations la deuxième année.

Dyspepsie. Congestion du foie. Hémorrhoïdes. Eczéma humide. Suite de fièvres intermittentes. — Moyennes stations.

Hypocondrie. Mélancolie. — Stations élevées.

Bronchites chroniques. Catarrhe du nez, du pharynx, du larynx. — Altitudes basses. — Pays secs.

STATIONS D'HIVER. — Les personnes de santé délicate, les convalescents, les malades atteints d'affections diverses : *tuberculose, affections des voies respiratoires, maladies nerveuses, neurasthénie, rhumatismes, goutte,* etc., sont le plus souvent obligés d'abandonner en hiver les contrées froides pour aller vivre sous des climats plus cléments.

Avant de choisir une station hivernale, le malade consultera son médecin qui fixera, s'il y a lieu, le traitement et le régime à suivre.

Les renseignements utiles pour le choix d'une station d'hiver portent :

1° Sur la température moyenne et ses variations quotidiennes ;

2° Sur l'état hygrométrique, c'est-à-dire sur la fréquence des pluies et des brouillards ;

3° Sur la nature des vents, leur orientation et la variation de la pression atmosphérique ;

4° Sur la situation topographique : altitude, voisinage des bois ou de la mer ;

5° Sur les ressources du pays au point de vue de l'alimentation, du médecin, du pharmacien, des distractions, de la facilité et de la variété des promenades.

Les stations les plus fréquentées sont :

STATIONS MARINES. — Ajaccio, Alger, Arcachon, Biarritz, Blidah, Cannes, Grasse, Hyères, Menton, Nice, Saint-Raphaël et Tunis.

STATIONS EN PAYS PLATS. — Biskrah, Le Caire, Montreux, Pau, Territet et Vevey.

Le départ a lieu vers la mi-octobre, après la saison chaude, et le retour s'effectue à la fin de mai.

Si, dans le cours de l'hiver, le malade a besoin de consulter le médecin de la station, il devra ne jamais oublier de le mettre en rapport avec le médecin qui l'a soigné avant son départ.

STATIONS D'ÉTÉ. — Pour les déplacements de l'été, comme pour ceux de l'hiver, il y aura lieu, lorsqu'on recherche un objet curatif, de prendre l'avis du médecin avant de fixer son choix. Nous ne donnons ici qu'à titre de renseignements d'ordre général, l'indication du genre de plages et d'altitude qui convient aux divers états pathologiques.

Anémie. Chlorose. Goutte. Diabète. Rachitisme. Lymphatisme. — Plages de l'Ouest et du Nord.

Stations d'altitude moyenne.

Bronchites chroniques. — Plages sans vent, ne pas prendre de bains.

Stations d'altitude moyenne.

Convalescences. Maladies de l'estomac. Scrofules. — Plages de la Manche et de l'Océan.

Stations d'altitude moyenne.

Diarrhées chroniques. — Stations d'altitude moyenne, puis de haute altitude.

Emphysème. — Arcachon-Biarritz-Saint-Jean-de-Lutz.

Fièvres intermittentes. — Stations de haute altitude.

Laryngites. Maladies nerveuses. — Stations d'altitude moyenne.

Maladies du cœur. — Ni mer, ni montagnes.

Stations d'altitude moyenne.

Neurasthénie. — Altitude moyenne s'il y a dépression, puis haute altitude. Séjour en plaine s'il y a excitation.

Tuberculose par hérédité. — Plages de la Manche et de l'Océan.

Stations d'altitude moyenne.

Tuberculose au début sans laryngite. — Stations de haute altitude ; descendre en plaine dans le cas de mélancolie et d'insomnie persistantes.

Sanatoria maritime de Berk, du Croisic et de Pauillac.

Sanatoria d'altitude moyenne ou de plaine.

Tuberculose à poussées congestives. — Biarritz-Arcachon.

Vieillards. — Stations d'altitude moyenne.

HYGIÈNE PENDANT LA MALADIE

Soins hygiéniques. — Aération de la chambre. — Chauffage et éclairage. — Nettoyage de la chambre. — Soins de propreté. — Le linge de lit et de corps. — La garde-malade.

SOINS HYGIÉNIQUES. — A côté de l'action scientifique du médecin et des remèdes qu'il prescrit, il y a toute une série de soins hygiéniques à donner aux malades; ils réclament de l'intelligence, de l'exactitude et du dévouement de la part des gardes-malades naturelles ou mercenaires.

AÉRATION DE LA CHAMBRE. — La respiration du malade est moins complète et moins profonde que celle d'un homme de santé normale; il a donc besoin, avant toute autre chose, d'un air pur, abondant et sans cesse renouvelé.

La chambre sera aussi vaste que possible et on en éloignera les meubles encombrants ou inutiles qui diminueraient la capacité d'air; les rideaux de laine et les tentures seront enlevés pour cette double raison qu'ils retiennent la poussière et entravent l'aération; le parquet sera débarrassé des tapis à demeure.

Les rideaux de lit, si l'on en a conservé, seront relevés en arrière pour laisser l'air s'introduire librement autour du malade; dans le cas d'une affection contagieuse de la peau (rougeole, variole, scarlatine, etc.), ils seront supprimés dès le principe. Le lit sera isolé sur trois de ses faces, afin qu'on puisse facilement circuler alentour.

L'aération de la chambre sera obtenue au moyen de la cheminée, maintenue ouverte nuit et jour, et par l'action des fenêtres d'une pièce contiguë. Si la température le permet, on choisira les heures les plus favorables pour aérer directement la chambre en ouvrant un des battants de la fenêtre, de façon à ce que l'air pénètre du côté opposé au lit; on pourra même ouvrir les deux battants en prenant la précaution de protéger le malade contre la lumière ou l'air trop vifs, au moyen d'un paravent ou d'un rideau.

On évitera les fumigations de papier odorant ou de clous fumants qui chargent l'atmosphère de produits empyreumatiques masquant les mauvaises odeurs sans en détruire la cause. C'est par l'aération seule que la chambre doit être purifiée; tout au plus pourra-t-on y répandre, avec un pulvérisateur à parfums, quelques gouttes d'eau de Cologne ou de vinaigre aromatique de bonne qualité.

CHAUFFAGE ET ÉCLAIRAGE. — C'est surtout de la chambre des malades que seront proscrits les appareils de chauffage à combustion lente; on adoptera de préférence le feu de bois, de façon à entretenir, en hiver, une température constante de 16 à 17 degrés.

Pour l'éclairage, on choisira un appareil à lumière douce, tamisée par un abat-jour opaque. Nous rappellerons encore ici que les veilleuses sont mauvaises pour deux raisons : leur lumière consomme de l'oxygène et l'obscurité de la chambre n'étant pas complète, le repos des organes de la vue est imparfait. Le mieux est de laisser une lumière dans une chambre contiguë dont la porte restera entr'ouverte du côté opposé au lit du malade, afin que les rayons lumineux ne fatiguent pas sa vue.

Nettoyage de la chambre. — On évitera avec soin, pendant le balayage du parquet et l'essuyage des murs, de soulever des poussières. Le nettoyage par le vide est, sans contredit, le meilleur système à employer et il devra être préféré à tous les autres. Lorsqu'on ne pourra pas y avoir recours, on répandra sur le parquet, avant de le balayer, de la sciure de bois ou du sable humide, et l'on se servira pour essuyer les meubles d'un linge ou d'une éponge légèrement humectés.

Soins de propreté. — *Quel que soit l'état du malade*, on procédera chaque jour à sa toilette hygiénique, au moyen d'ablutions tièdes à l'eau naturelle ou à l'alcool faible pour assurer la propreté et le bon fonctionnement de la peau du visage, des mains et des autres parties du corps. La bouche sera minutieusement nettoyée avec de l'eau de Vichy, de l'eau bicarbonatée ou de l'eau additionnée de jus de citron.

Le linge de lit et de corps. — Les draps et les taies d'oreiller seront fréquemment renouvelés. Le malade ne sera jamais laissé en contact avec du linge souillé; le changement de linge sera fait aussi rapidement que possible et avec toutes les précautions nécessaires pour éviter le refroidissement ou la fatigue. En hiver surtout, le linge sera préalablement chauffé.

La garde-malade. — Fonssagrives a fait de la garde-malade le portrait que voici :

« Qu'elle soit d'âge moyen pour n'avoir ni la pesanteur de la vieillesse, ni l'étourderie d'une jeune femme; qu'elle soit d'une propreté et d'une exactitude irréprochables; qu'elle fasse le moins de bruit possible, c'est-à-dire qu'elle ne tienne ni à se faire remarquer, ni à déployer un zèle ostensible; qu'elle n'ait rien de repoussant dans la figure, rien de rude dans la voix ou de grossier dans les manières; qu'elle ne parle que lorsqu'on l'interroge; qu'elle ne fasse ni médecine ni théorie; qu'elle constate et qu'elle n'interprète pas; que, sobre d'exigences personnelles, elle ne dérive pas, à son profit, une partie de l'activité de la maison; enfin, qu'elle soit intelligente, car, sans intelligence, on ne fait rien de bien, pas même les choses du cœur. »

Nous ajouterons à ce portrait quelques indications d'ordre pratique, auxquelles toute garde-malade devra se conformer :

1° Exécuter scrupuleusement les prescriptions du médecin; à cet effet, établir un emploi du temps où figureront, à leurs heures, les prises de température, les médicaments, les repas, les bains, les enveloppements humides, les injections, les lavements, la pose des ventouses, etc. (Voir les feuilles ci-contre établies pour cet usage.)

2° En général, à moins de recommandation spéciale, ne jamais réveiller un malade pour lui administrer les médicaments, qui seront donnés, en cas de faiblesse, à l'aide d'une *biberette* ;

3° Éviter le bruit dans la chambre du malade : conversations, chaussures bruyantes, chocs de meubles, etc. ;

4° Laisser le malade recevoir le moins de visites possible, en se souvenant que si la fatigue causée par les conversations n'est pas toujours immédiate, elle n'en demeure pas moins réelle ;

5° Ne jamais prendre de repas dans la chambre du malade, dans le double but d'éviter une contagion possible et de ne pas le tenter par la vue des aliments (convalescences de la fièvre typhoïde, entérites, etc.) ;

6° Quand on se trouve en présence d'affections contagieuses, porter par-dessus les vêtements une blouse de toile blanche qui sera enlevée à chacune des sorties et laissée dans la chambre du malade ;

7° Prendre un repos quotidien minimum de 5 à 6 heures, pour être à même de faire un bon service.

La journée du malade

Nom...

Date...

EMPLOI DU TEMPS

1° Température...

..........heure du matin ....

..........id. ....

..........heure du soir ....

..........id. ....

Pulsations...

Nombre de respirations...

2° Médicaments (heures des prises).

....

....

....

3° Hygiène et applications diverses.

Bains (heures) ....

Enveloppements humides...

Injections...

Lavement...

Ventouses...

Cataplasmes...

Compresses...

Glace...

Fumigations...

Inhalations...

4° Alimentation...

....

....

Boissons...

....

5° Observations à noter...

Fréquence et nature des selles...

Fréquence et volume des urines...

La journée du malade

Nom...

Date...

EMPLOI DU TEMPS

1° Température...

..........heure du matin ....

..........id. ....

..........heure du soir ....

..........id. ....

Pulsations...

Nombre de respirations...

2° Médicaments (heures des prises).

....

....

....

3° Hygiène et applications diverses.

Bains (heures) ....

Enveloppements humides...

Injections...

Lavement...

Ventouses...

Cataplasmes...

Compresses...

Glace...

Fumigations...

Inhalations...

4° Alimentation...

....

....

Boissons...

....

5° Observations à noter...

Fréquence et nature des selles...

Fréquence et volume des urines...

La journée du malade

Nom...
Date...

EMPLOI DU TEMPS

1° Température...
.......heure du matin.................................
.................id..
.......heure du soir....................................
.................id...
Pulsations..
Nombre de respirations..............................

2° Médicaments (heures des prises).
....
....
....

3° Hygiène et applications diverses.
Bains (heures)..

Enveloppements humides..........................
Injections...
Lavement...
Ventouses...
Cataplasmes...
Compresses..
Glace..
Fumigations..
Inhalations...

4° Alimentation....................................
....
....
Boissons..
....
....

5° Observations à noter.......................
Fréquence et nature des selles...................

Fréquence et volume des urines.................

La journée du malade

Nom...
Date...

EMPLOI DU TEMPS

1° Température...
.......heure du matin.................................
.................id..
.......heure du soir....................................
.................id...
Pulsations..
Nombre de respirations..............................

2° Médicaments (heures des prises).
....
....
....

3° Hygiène et applications diverses.
Bains (heures)..

Enveloppements humides..........................
Injections...
Lavement...
Ventouses...
Cataplasmes...
Compresses..
Glace..
Fumigations..
Inhalations...

4° Alimentation....................................
....
....
Boissons..
....
....

5° Observations à noter.......................
Fréquence et nature des selles...................

Fréquence et volume des urines.................

La journée du malade

Nom......................................
Date......................................

EMPLOI DU TEMPS

1° Température......................................
.........*heure du matin*......................................
.........*id.*......................................
.........*heure du soir*......................................
.........*id.*......................................
Pulsations......................................
Nombre de respirations......................................

2° Médicaments (heures des prises).
....
....
....

3° Hygiène et applications diverses.
Bains (heures)......................................

Enveloppements humides......................................
Injections......................................
Lavement......................................
Ventouses......................................
Cataplasmes......................................
Compresses......................................
Glace......................................
Fumigations......................................
Inhalations......................................

4° Alimentation......................................
....
....

Boissons......................................
....

5° Observations à noter......................................
Fréquence et nature des selles......................................

Fréquence et volume des urines......................................

La journée du malade

Nom......................................
Date......................................

EMPLOI DU TEMPS

1° Température......................................
.........*heure du matin*......................................
.........*id.*......................................
.........*heure du soir*......................................
.........*id.*......................................
Pulsations......................................
Nombre de respirations......................................

2° Médicaments (heures des prises).
....
....
....

3° Hygiène et applications diverses.
Bains (heures)......................................

Enveloppements humides......................................
Injections......................................
Lavement......................................
Ventouses......................................
Cataplasmes......................................
Compresses......................................
Glace......................................
Fumigations......................................
Inhalations......................................

4° Alimentation......................................
....
....

Boissons......................................
....

5° Observations à noter......................................
Fréquence et nature des selles......................................

Fréquence et volume des urines......................................

La journée du malade

Nom________________________________

Date_______________________________

EMPLOI DU TEMPS

1° Température________________

.......*heure du matin*________________

.......*id.*________________

.......*heure du soir*________________

.......*id.*________________

*Pulsations*________________

*Nombre de respirations*________________

2° Médicaments (heures des prises).

____

____

____

3° Hygiène et applications diverses.

*Bains (heures)*________________

____

*Enveloppements humides*________________

*Injections*________________

*Lavement*________________

*Ventouses*________________

*Cataplasmes*________________

*Compresses*________________

*Glace*________________

*Fumigations*________________

*Inhalations*________________

4° Alimentation________________

____

____

*Boissons*________________

____

5° Observations à noter________________

*Fréquence et nature des selles*________________

*Fréquence et volume des urines*________________

____

La journée du malade

Nom________________________________

Date_______________________________

EMPLOI DU TEMPS

1° Température________________

.......*heure du matin*________________

.......*id.*________________

.......*heure du soir*________________

.......*id.*________________

*Pulsations*________________

*Nombre de respirations*________________

2° Médicaments (heures des prises).

____

____

____

3° Hygiène et applications diverses.

*Bains (heures)*________________

____

*Enveloppements humides*________________

*Injections*________________

*Lavement*________________

*Ventouses*________________

*Cataplasmes*________________

*Compresses*________________

*Glace*________________

*Fumigations*________________

*Inhalations*________________

4° Alimentation________________

____

____

*Boissons*________________

____

5° Observations à noter________________

*Fréquence et nature des selles*________________

*Fréquence et volume des urines*________________

____

La journée du malade

Nom
Date

EMPLOI DU TEMPS

1° Température
...... *heure du matin*
...... *id.*
...... *heure du soir*
...... *id.*
Pulsations
Nombre de respirations

2° Médicaments (heures des prises).

3° Hygiène et applications diverses.
Bains (heures)

Enveloppements humides
Injections
Lavement
Ventouses
Cataplasmes
Compresses
Glace
Fumigations
Inhalations

4° Alimentation

Boissons

5° Observations à noter
Fréquence et nature des selles

Fréquence et volume des urines

La journée du malade

Nom
Date

EMPLOI DU TEMPS

1° Température
...... *heure du matin*
...... *id.*
...... *heure du soir*
...... *id.*
Pulsations
Nombre de respirations

2° Médicaments (heures des prises).

3° Hygiène et applications diverses.
Bains (heures)

Enveloppements humides
Injections
Lavement
Ventouses
Cataplasmes
Compresses
Glace
Fumigations
Inhalations

4° Alimentation

Boissons

5° Observations à noter
Fréquence et nature des selles

Fréquence et volume des urines

La journée du malade

Nom________________________

Date________________________

EMPLOI DU TEMPS

1° Température________________

......*heure du matin*________________

......*id.*________________

......*heure du soir*________________

......*id.*________________

*Pulsations*________________

*Nombre de respirations*________________

2° Médicaments (heures des prises).

....

....

....

3° Hygiène et applications diverses.

*Bains (heures)*________________

*Enveloppements humides*________________

*Injections*________________

*Lavement*________________

*Ventouses*________________

*Cataplasmes*________________

*Compresses*________________

*Glace*________________

*Fumigations*________________

*Inhalations*________________

4° Alimentation________________

....

....

*Boissons*________________

....

....

5° Observations à noter________________

*Fréquence et nature des selles*________________

....

*Fréquence et volume des urines*________________

....

La journée du malade

Nom________________________

Date________________________

EMPLOI DU TEMPS

1° Température________________

......*heure du matin*________________

......*id.*________________

......*heure du soir*________________

......*id.*________________

*Pulsations*________________

*Nombre de respirations*________________

2° Médicaments (heures des prises).

....

....

....

3° Hygiène et applications diverses.

*Bains (heures)*________________

*Enveloppements humides*________________

*Injections*________________

*Lavement*________________

*Ventouses*________________

*Cataplasmes*________________

*Compresses*________________

*Glace*________________

*Fumigations*________________

*Inhalations*________________

4° Alimentation________________

....

....

*Boissons*________________

....

....

5° Observations à noter________________

*Fréquence et nature des selles*________________

....

*Fréquence et volume des urines*________________

....

La journée du malade

Nom...

Date..

EMPLOI DU TEMPS

1° Température...

........heure du matin..

........id...

........heure du soir...

........id...

Pulsations..

Nombre de respirations......................................

2° Médicaments (heures des prises).

....

....

....

3° Hygiène et applications diverses.

Bains (heures)..

....

Enveloppements humides......................................

Injections..

Lavement..

Ventouses...

Cataplasmes...

Compresses..

Glace...

Fumigations...

Inhalations...

4° Alimentation...

....

....

Boissons..

....

....

5° Observations à noter...................................

Fréquence et nature des selles..............................

....

Fréquence et volume des urines..............................

....

La journée du malade

Nom...

Date..

EMPLOI DU TEMPS

1° Température...

........heure du matin..

........id...

........heure du soir...

........id...

Pulsations..

Nombre de respirations......................................

2° Médicaments (heures des prises).

....

....

....

3° Hygiène et applications diverses.

Bains (heures)..

....

Enveloppements humides......................................

Injections..

Lavement..

Ventouses...

Cataplasmes...

Compresses..

Glace...

Fumigations...

Inhalations...

4° Alimentation...

....

....

Boissons..

....

....

5° Observations à noter...................................

Fréquence et nature des selles..............................

....

Fréquence et volume des urines..............................

....

La journée du malade

Nom..
Date..

EMPLOI DU TEMPS

1° Température...
.........heure du matin ....
       id. ....
.........heure du soir ....
       id. ....
Pulsations ....
Nombre de respirations..........................

2° Médicaments (heures des prises).
....
....
....

3° Hygiène et applications diverses.
Bains (heures) ....

Enveloppements humides............................
Injections..
Lavement ....
Ventouses..
Cataplasmes...
Compresses...
Glace...
Fumigations...
Inhalations..

4° Alimentation.......................................
....
....

Boissons..
....
....

5° Observations à noter.........................
Fréquence et nature des selles....................

Fréquence et volume des urines...................
....

La journée du malade

Nom..
Date..

EMPLOI DU TEMPS

1° Température...
.........heure du matin ....
       id. ....
.........heure du soir ....
       id. ....
Pulsations ....
Nombre de respirations..........................

2° Médicaments (heures des prises).
....
....
....

3° Hygiène et applications diverses.
Bains (heures) ....

Enveloppements humides............................
Injections..
Lavement ....
Ventouses..
Cataplasmes...
Compresses...
Glace...
Fumigations...
Inhalations..

4° Alimentation.......................................
....
....

Boissons..
....
....

5° Observations à noter.........................
Fréquence et nature des selles....................

Fréquence et volume des urines...................
....

La journée du malade

Nom...
Date...

EMPLOI DU TEMPS

1° Température...
.........heure du matin....................................
.................id...
.........heure du soir.......................................
.................id...
Pulsations..
Nombre de respirations...................................

2° Médicaments (heures des prises).
....
....
....

3° Hygiène et applications diverses.

Bains (heures)...

Enveloppements humides...................................
Injections...
Lavement...
Ventouses...
Cataplasmes...
Compresses..
Glace..
Fumigations...
Inhalations...

4° Alimentation...
....
....

Boissons..
....
....

Observations à noter...................................
Fréquence et nature des selles...........................

Fréquence et volume des urines..........................

La journée du malade

Nom...
Date...

EMPLOI DU TEMPS

1° Température...
.........heure du matin....................................
.................id...
.........heure du soir.......................................
.................id...
Pulsations..
Nombre de respirations...................................

2° Médicaments (heures des prises).
....
....
....

3° Hygiène et applications diverses.

Bains (heures)...

Enveloppements humides...................................
Injections...
Lavement...
Ventouses...
Cataplasmes...
Compresses..
Glace..
Fumigations...
Inhalations...

4° Alimentation...
....
....

Boissons..
....
....

5° Observations à noter................................
Fréquence et nature des selles...........................

Fréquence et volume des urines..........................

La journée du malade

Nom
Date

EMPLOI DU TEMPS

1° Température
...... heure du matin
.... id.
.... heure du soir
.... id.
Pulsations
Nombre de respirations

2° Médicaments (heures des prises).

3° Hygiène et applications diverses.

Bains (heures)

Enveloppements humides
Injections
Lavement
Ventouses
Cataplasmes
Compresses
Glace
Fumigations
Inhalations

4° Alimentation

Boissons

5° Observations à noter
Fréquence et nature des selles

Fréquence et volume des urines

La journée du malade

Nom
Date

EMPLOI DU TEMPS

1° Température
...... heure du matin
.... id.
.... heure du soir
.... id.
Pulsations
Nombre de respirations

2° Médicaments (heures des prises).

3° Hygiène et applications diverses.

Bains (heures)

Enveloppements humides
Injections
Lavement
Ventouses
Cataplasmes
Compresses
Glace
Fumigations
Inhalations

4° Alimentation

Boissons

5° Observations à noter
Fréquence et nature des selles

Fréquence et volume des urines

La journée du malade

Nom...
Date...

EMPLOI DU TEMPS

1° **Température**.....................................
.... heure du matin ....
.... id. ....
.... heure du soir ....
.... id. ....
Pulsations ....
Nombre de respirations ....

2° **Médicaments** (heures des prises).
....
....
....

3° **Hygiène** et applications diverses.
Bains (heures)......................................
....
Enveloppements humides............................
Injections...
Lavement ....
Ventouses...
Cataplasmes..
Compresses...
Glace...
Fumigations..
Inhalations...

4° **Alimentation**.................................
....
....
....

Boissons...
....
....

5° **Observations à noter**.......................
Fréquence et nature des selles....................
....
Fréquence et volume des urines...................
....

La journée du malade

Nom...
Date...

EMPLOI DU TEMPS

1° **Température**.....................................
.... heure du matin ....
.... id. ....
.... heure du soir ....
.... id. ....
Pulsations ....
Nombre de respirations ....

2° **Médicaments** (heures des prises).
....
....
....

3° **Hygiène** et applications diverses.
Bains (heures)......................................
....
Enveloppements humides............................
Injections...
Lavement ....
Ventouses...
Cataplasmes..
Compresses...
Glace...
Fumigations..
Inhalations...

4° **Alimentation**.................................
....
....
....

Boissons...
....
....

5° **Observations à noter**.......................
Fréquence et nature des selles....................
....
Fréquence et volume des urines...................
....

La journée du malade

Nom_______________________

Date______________________

EMPLOI DU TEMPS

1° Température_______________

_______heure du matin_______________

_______id._______________

_______heure du soir_______________

_______id._______________

*Pulsations :*_______________

*Nombre de respirations*_______________

2° Médicaments (heures des prises).

____

____

____

3° Hygiène et applications diverses.

*Bains (heures)*_______________

____

*Enveloppements humides*_______________

*Injections*_______________

*Lavement*_______________

*Ventouses*_______________

*Cataplasmes*_______________

*Compresses*_______________

*Glace*_______________

*Fumigations*_______________

*Inhalations*_______________

4° Alimentation_______________

____

____

*Boissons*_______________

____

____

5° Observations à noter_______________

*Fréquence et nature des selles*_______________

____

*Fréquence et volume des urines*_______________

____

La journée du malade

Nom_______________________

Date______________________

EMPLOI DU TEMPS

1° Température_______________

_______heure du matin_______________

_______id._______________

_______heure du soir_______________

_______id._______________

*Pulsations :*_______________

*Nombre de respirations*_______________

2° Médicaments (heures des prises).

____

____

____

3° Hygiène et applications diverses.

*Bains (heures)*_______________

____

*Enveloppements humides*_______________

*Injections*_______________

*Lavement*_______________

*Ventouses*_______________

*Cataplasmes*_______________

*Compresses*_______________

*Glace*_______________

*Fumigations*_______________

*Inhalations*_______________

4° Alimentation_______________

____

____

*Boissons*_______________

____

____

5° Observations à noter_______________

*Fréquence et nature des selles*_______________

____

*Fréquence et volume des urines*_______________

____

La journée du malade

Nom _______________
Date _______________

EMPLOI DU TEMPS

1° **Température** _______________
...... heure du matin _______________
...... id. _______________
...... heure du soir _______________
...... id. _______________
Pulsations _______________
Nombre de respirations _______________

2° **Médicaments** (heures des prises).
____
____
____

3° **Hygiène** et applications diverses.
Bains (heures) _______________

Enveloppements humides _______________
Injections _______________
Lavement _______________
Ventouses _______________
Cataplasmes _______________
Compresses _______________
Glace _______________
Fumigations _______________
Inhalations _______________

4° **Alimentation** _______________
____

Boissons _______________
____

5° **Observations à noter** _______________
Fréquence et nature des selles _______________

Fréquence et volume des urines _______________

La journée du malade

Nom _______________
Date _______________

EMPLOI DU TEMPS

1° **Température** _______________
...... heure du matin _______________
...... id. _______________
...... heure du soir _______________
...... id. _______________
Pulsations _______________
Nombre de respirations _______________

2° **Médicaments** (heures des prises)
____
____
____

3° **Hygiène** et applications diverses.
Bains (heures) _______________

Enveloppements humides _______________
Injections _______________
Lavement _______________
Ventouses _______________
Cataplasmes _______________
Compresses _______________
Glace _______________
Fumigations _______________
Inhalations _______________

4° **Alimentation** _______________
____

Boissons _______________
____

5° **Observations à noter** _______________
Fréquence et nature des selles _______________

Fréquence et volume des urines _______________

14

La journée du malade

Nom..

Date..

EMPLOI DU TEMPS

1° **Température**..

........heure du matin..

............id...

........heure du soir..

............id...

Pulsations..

Nombre de respirations..

2° **Médicaments** (heures des prises).

....

....

3° **Hygiène** et applications diverses.

Bains (heures)..

Enveloppements humides..

Injections..

Lavement..

Ventouses..

Cataplasmes..

Compresses..

Glace..

Fumigations..

Inhalations..

4° **Alimentation**..

....

Boissons..

....

5° **Observations à noter**..

Fréquence et nature des selles..

Fréquence et volume des urines..

La journée du malade

Nom..

Date..

EMPLOI DU TEMPS

1° **Température**..

........heure du matin..

............id...

........heure du soir..

............id...

Pulsations..

Nombre de respirations..

2° **Médicaments** (heures des prises).

....

....

3° **Hygiène** et applications diverses.

Bains (heures)..

Enveloppements humides..

Injections..

Lavement..

Ventouses..

Cataplasmes..

Compresses..

Glace..

Fumigations..

Inhalations..

4° **Alimentation**..

....

Boissons..

....

5° **Observations à noter**..

Fréquence et nature des selles..

Fréquence et volume des urines..

La journée du malade

Nom..

Date...

EMPLOI DU TEMPS

1° Température...............................

.......heure du matin..........................

.............id. ....

.......heure du soir.............................

.............id. ....

Pulsations...

Nombre de respirations.......................

2° Médicaments (heures des prises).

....

....

....

3° Hygiène et applications diverses.

Bains (heures).....................................

....

Enveloppements humides.....................

Injections...

Lavement...

Ventouses..

Cataplasmes.......................................

Compresses..

Glace...

Fumigations.......................................

Inhalations...

4° Alimentation.............................

....

....

Boissons..

....

5° Observations à noter.................

Fréquence et nature des selles..............

....

Fréquence et volume des urines.............

....

La journée du malade

Nom..

Date...

EMPLOI DU TEMPS

1° Température...............................

.......heure du matin..........................

.............id. ....

.......heure du soir.............................

.............id. ....

Pulsations...

Nombre de respirations.......................

2° Médicaments (heures des prises).

....

....

....

3° Hygiène et applications diverses.

Bains (heures).....................................

....

Enveloppements humides.....................

Injections...

Lavement...

Ventouses..

Cataplasmes.......................................

Compresses..

Glace...

Fumigations.......................................

Inhalations...

4° Alimentation.............................

....

....

Boissons..

....

5° Observations à noter.................

Fréquence et nature des selles..............

....

Fréquence et volume des urines.............

....

La journée du malade

Nom...

Date...

EMPLOI DU TEMPS

1° Température...................................

........*heure du matin*...........................

................*id.*...................................

........*heure du soir*.............................

................*id.*...................................

Pulsations...

Nombre de respirations.........................

2° Médicaments (heures des prises).

....

....

....

3° Hygiène et applications diverses.

Bains (heures).....................................

....

Enveloppements humides.........................

Injections...

Lavement...

Ventouses...

Cataplasmes..

Compresses..

Glace..

Fumigations..

Inhalations...

4° Alimentation.................................

....

....

Boissons...

....

....

5° Observations à noter.......................

Fréquence et nature des selles.................

....

Fréquence et volume des urines...............

....

La journée du malade

Nom...

Date...

EMPLOI DU TEMPS

1° Température...................................

........*heure du matin*...........................

................*id.*...................................

........*heure du soir*.............................

................*id.*...................................

Pulsations...

Nombre de respirations.........................

2° Médicaments (heures des prises).

....

....

....

3° Hygiène et applications diverses.

Bains (heures).....................................

....

Enveloppements humides.........................

Injections...

Lavement...

Ventouses...

Cataplasmes..

Compresses..

Glace..

Fumigations..

Inhalations...

4° Alimentation.................................

....

....

Boissons...

....

....

5° Observations à noter.......................

Fréquence et nature des selles.................

....

Fréquence et volume des urines...............

....

ACCIDENTS

*Asphyxies. — Blessures. — Brûlures. — Empoisonnements. — Évanouis-
sements ou syncopes. — Hémorragies.*

ASPHYXIE. — L'asphyxie est la diminution de l'oxygène dans le sang, causée
par l'amoindrissement ou la suspension des fonctions respiratoires.

Quelle qu'en soit la cause, l'asphyxie présente toujours les mêmes symptômes.
L'acide carbonique contenu en excès dans le sang produit d'abord une excitation
du système nerveux et du système musculaire ; la face devient violacée, les yeux
sont saillants, les ailes du nez battent fortement. Cette excitation est suivie d'une
dépression : perte de l'intelligence, tremblements convulsifs, évacuation involontaire, contorsions de la bouche et angoisses.

Quand on se trouve en présence d'un asphyxié, il faut appeler le médecin, mais
ne pas attendre son arrivée pour agir.

On pratiquera immédiatement les tractions rythmées de la langue suivant la
méthode du Dʳ Laborde ; et, comme moyen accessoire, la respiration artificielle.

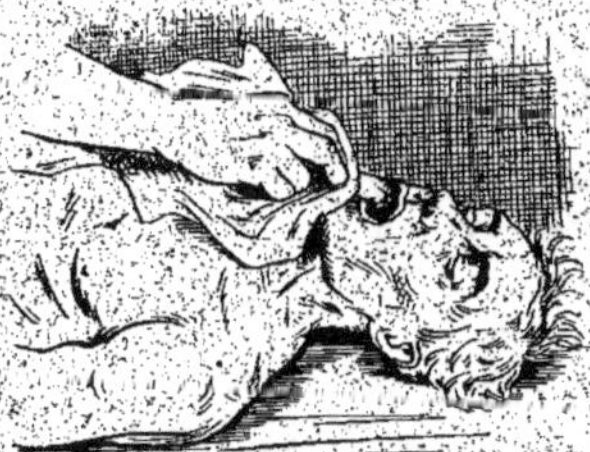

Traction rythmée de la langue.

Tractions rythmées de la langue. — On ouvrira de force la bouche du patient
et on maintiendra les mâchoires écartées au moyen d'un bouchon de bois ou de
liège ; cela fait, on saisira la langue avec une pièce de linge, on la tirera en
avant, puis on la laissera revenir en arrière. Cette opération sera poursuivie en

réglant les tractions sur le rythme des mouvements respiratoires normaux (15 à 20 par minute). Quand la langue fait résistance, c'est que le rétablissement de la respiration est proche ; bientôt, en effet, des mouvements du thorax et une série de hoquets surviennent, annonçant le retour à la vie.

Respiration artificielle. — Elle sera pratiquée en concordance avec les tractions rythmées de la langue et exigera le concours d'une seconde personne qui se placera en arrière du malade, couché la tête basse. Cette seconde personne saisira les bras du malade au niveau du coude ou de l'avant-bras et elle les ramènera repliés sur les deux côtés du thorax de façon à le comprimer avec vigueur (1ᵉʳ mouvement) ; puis, lentement, elle élevera les bras de chaque côté de la tête (2ᵉ mouvement), s'arrêtera deux secondes et les ramènera le long du thorax pour recommencer la même série de mouvements de manière à en effectuer quinze ou vingt par minute.

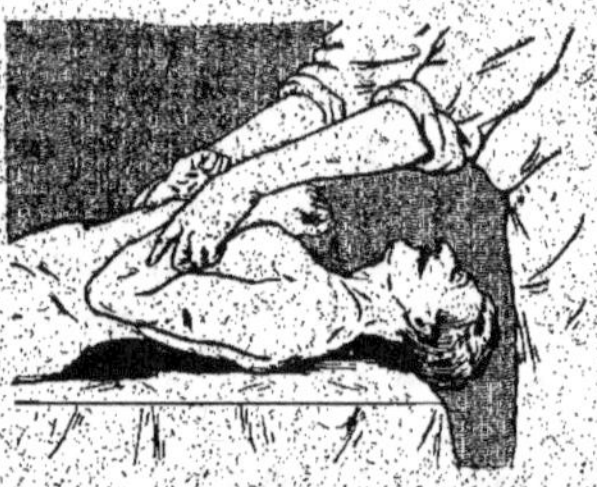

Respiration artificielle

1ᵉʳ temps.

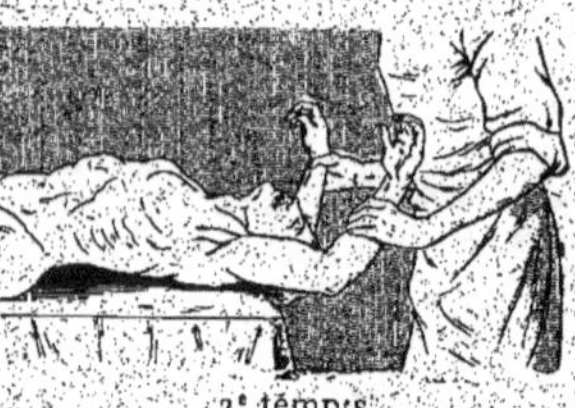

2ᵉ temps.

Les tractions rythmées de la langue et la respiration artificielle devront être continuées avec persistance sans et perdre patience ; il n'est pas rare de voir un asphyxié revenir à la vie après une heure ou une heure et demie de ces manœuvres.

Lorsque le malade commencera à reprendre connaissance, on le couchera dans un lit bien chaud, la tête élevée ; on lui donnera alors des inhalations d'oxygène et on lui administrera lentement, par cuillerées, des boissons stimulantes chaudes.

Si un arrêt de la respiration survenait encore, on recommencerait immédiatement à pratiquer les tractions de la langue et la respiration artificielle.

EMPOISONNEMENT. — Quand on se trouvera en présence d'un cas d'empoisonnement, on devra se hâter de faire appeler le médecin qui, seul, peut procéder, si l'empoisonnement remonte à peu de temps, au lavage de l'estomac au moyen du tube Faucher.

Les conseils que nous allons résumer se rapportent donc seulement à la période d'attente du médecin et aux soins immédiats qu'il convient de donner en son absence.

Dès qu'un cas d'empoisonnement aura été constaté, il faudra faire vomir immédiatement le malade. Pour y arriver, on chatouillera le gosier avec une barbe de plume ; s'il y a résistance, on maîtrisera le patient et on introduira dans l'angle des mâchoires un bouchon à champagne ou quelque chose d'analogue. Lorsque les vomissements tarderont à se produire, on enverra chercher 1ᵍʳ,50 de poudre d'ipéca et 0ᵍʳ,10 d'émétique s'il s'agit d'un adulte, et 1 gramme d'ipéca seulement pour un enfant. On délaiera le médicament dans un quart de verre d'eau sucrée et on fera prendre le tout en une seule fois pour ne pas perdre de temps.

Si le malade se refroidit ou tombe en prostration, on l'entourera de bouillottes, on flagellera son corps avec des linges alternativement mouillés d'eau chaude et d'eau froide, on procédera à des frictions à l'alcool et, dans le cas où l'état s'aggraverait, il serait prudent de pratiquer la respiration artificielle longuement prolongée. (Voir : *Asphyxie, Respiration artificielle*.)

En l'absence du médecin et quand le vomitif aura produit son effet, on fera prendre au malade, tous les quarts d'heure, une cuillerée à café de la poudre suivante délayée dans un quart de verre d'eau ; elle constitue, pour ainsi dire, un contre-poison universel :

Hydrate de magnésie.	30 grammes
Charbon animal pur et pulvérisé.	30 —
Hydrate de paroxyde de fer.	30 —

Si le malade s'affaisse (cas de l'opium, de ses dérivés et des autres narcotiques), on aura recours aux boissons stimulantes : café et thé très forts, grogs abondamment alcoolisés, éther sur du sucre.

S'il éprouve des brûlures internes (cas des acides et des alcalis), on lui fera boire des tisanes émollientes à la graine de lin ou de gruau, de l'eau albumineuse ou du lait.

BLESSURES. — Quand une personne vient d'être blessée, il faut la transporter immédiatement dans l'endroit où elle pourra recevoir les soins appropriés à son état, et veiller à ce que le transport n'aggrave pas la blessure par de fausses opérations.

Le plus souvent, le blessé est couché par terre ; on le soulèvera et on glissera sous lui, avec précaution, un brancard sur lequel il sera déposé. Pour accomplir cette manœuvre, une personne se placera à la tête du blessé, deux autres de chaque côté, à la hauteur du bassin, et une quatrième aux pieds. Une fois en place, toutes les quatre agiront comme nous allons l'expliquer : la première glissera les mains, en allongeant les bras, sous les épaules du blessé dont la tête sera naturellement supportée par les avant-bras ; les deux autres passeront les mains sous les reins, à droite et à gauche, et la quatrième sous les cuisses et sous les mollets. Le blessé sera alors soulevé avec ensemble et le plus doucement possible, puis on glissera sous lui le brancard sur lequel on le déposera sans violence.

Si l'on ne dispose que de deux personnes, la manœuvre sera conduite de cette façon : les deux personnes se placeront à droite et à gauche du blessé ; chacune d'elles glissera une main sous ses épaules et l'autre sous ses cuisses à leur partie supérieure. S'il lui est possible de le faire, le blessé pourra aider la manœuvre en prenant le cou des porteurs. Nous ferons remarquer que, lorsqu'il s'agit de la fracture d'un membre, un aide doit être employé, pendant qu'on relève le blessé, à la rétention et à la contention de la fracture.

Si on ne dispose pas d'un brancard spécialement destiné au transport des blessés, on le remplacera par une civière, une échelle, une porte, des rallonges de table ou tout autre objet du même genre.

Lorsque le blessé sera déposé sur le brancard, les porteurs auront soin de marcher en cadence afin d'éviter les secousses douloureuses ; ils maintiendront le brancard dans une position horizontale et surveilleront attentivement, pendant le parcours, l'état du malade.

A l'arrivée dans la chambre, le blessé sera déshabillé avec douceur et ménagement ; on découdra ou on coupera au besoin les parties de vêtement qui ne pourraient être enlevées sans déterminer des mouvements douloureux, puis il sera déposé sur le lit.

Si on se trouve en présence d'une fracture du tronc, des membres inférieurs ou d'une plaie qui doit être tenue immobile, on aura soin de placer une planche sous le premier matelas.

BRULURES. — Les brûlures déterminent les plaies les plus difficiles à cicatriser ; aussi, devra-t-on recourir à l'intervention du médecin toutes les fois que l'on se trouvera en présence de cas graves. Les conseils que nous donnons ne s'appliquent qu'aux cas de brûlures de faible surface et de peu de profondeur (brûlures du premier et du second degré).

Lorsque la peau n'aura pas été soulevée, on recouvrira simplement la partie atteinte d'un pansement humide à la solution saturée d'acide picrique (voir *Pansements*), et on le renouvellera tous les jours jusqu'à la guérison.

S'il y a des ampoules (Phlyctènes), après avoir nettoyé la peau avec une solution antiseptique (eau oxygénée, eau phéniquée, liqueur de Van Swiéten, etc.), on les percera avec une aiguille flambée, on épongera le liquide avec des compresses de gaze hydrophile, en ayant soin de ne pas enlever les peaux des vésicules, et on appliquera sur la plaie des carrés de gaze enduits de la pommade du Dr Reclus (voir *Pharmacie des familles*). Le pansement sera renouvelé tous les jours si la plaie suppure et, tous les deux ou trois jours, si la cicatrice s'opère sans suppuration.

EVANOUISSEMENT OU SYNCOPE. — Arrêt momentané du mouvement, de la respiration et de la circulation, avec suspension de l'intelligence.

Les physiologistes ont discuté sur le point de savoir si l'arrêt du cœur est complet pendant la syncope ou si ses battements sont seulement plus rares, plus faibles et, par conséquent, presque imperceptibles. Les uns l'attribuent à l'anémie cérébrale, les autres à l'arrêt des contractions du cœur.

La syncope dure en général quelques secondes ou quelques minutes au plus.

Lorsqu'on se trouvera en présence d'un cas d'évanouissement et de mort apparente, on étendra le malade par terre, la tête plus basse que le reste du corps ; on desserrera ses vêtements, on lui flagellera le visage avec une serviette mouillée d'eau froide et on lui fera respirer des sels anglais, du vinaigre, de l'éther ou de l'ammoniaque.

Une fois que le patient aura repris ses sens, on lui fera absorber, par petites cuillerées, un cordial, tel que l'eau de mélisse, le vulnéraire, le cognac ou l'alcool de menthe.

Si la syncope se prolongeait, il conviendrait de mander le médecin et de pratiquer, en l'attendant, les tractions rythmées de la langue et la respiration artificielle. (Voir *Asphyxie.*)

HÉMORRAGIES. — Nous nous contenterons d'indiquer ici les premiers soins à donner dans les cas d'hémorragies peu graves, causées par une plaie, une contusion ou un accident quelconque.

Nous distinguerons l'hémorragie veineuse dans laquelle le sang, de couleur rouge foncé, s'écoule en bavant et en jet continu, de l'hémorragie artérielle dans laquelle le sang, de couleur rouge vif, s'écoule en jet saccadé.

Les premières ont pour cause des plaies superficielles et on les arrête facilement par la compression obtenue au moyen d'un épais carré d'amadou ou de plusieurs doubles de gaze hydrophile très fine maintenus avec des bandes.

Les hémorragies artérielles sont plus graves et demandent le secours du médecin qui, le plus souvent, procédera à la ligature de l'artère rompue. En attendant son arrivée, s'il s'agit d'une hémorragie artérielle des membres, on maintiendra ceux-ci dans une position élevée, on appliquera rapidement sur la plaie un linge à trame serrée ou un morceau d'amadou supportant une pièce de monnaie de grandeur proportionnée à la dimension de la plaie, et le tout sera fortement serré avec des tours de bandes. Si l'hémorragie persiste, on liera le membre atteint au moyen d'une bretelle élastique ou d'un gros tube de caoutchouc (garot) placé au-dessus de la plaie, c'est-à-dire entre la plaie et le cœur. Il est nécessaire de serrer fortement en se servant d'un objet rigide fixé aux deux extrémités de la ligature et faisant l'office d'une clef dont la rotation raccourcira les circulaires du lien.

Saignements de nez. — En dehors des origines pathologiques, les saignements de nez ont pour cause les contusions, le séjour dans une chambre de température trop élevée ou le maintien prolongé de la tête baissée près d'un poêle ou du feu.

Dans les deux derniers cas, la personne atteinte supprimera la cause du mal en se transportant dans une chambre fraîche. D'une façon générale on inclinera la tête en avant, on comprimera pendant cinq minutes l'aile du nez qui saigne de façon à ce qu'elle touche la cloison médiane et le bras du côté où s'est produite l'hémorragie sera maintenu levé. Si l'on ne réussit pas à arrêter le sang, on introduira dans la narine un tampon bien fourni de coton hydrophile imprégné de solution d'antipyrine au tiers ou de ferripyrine au demi. On maintiendra le tampon en place pendant plusieurs heures et on évitera de se moucher et d'éternuer.

Hémorragies des dents et des gencives. — Ces hémorragies peuvent être très facilement arrêtées au moyen de tampons semblables à ceux que nous venons d'indiquer ou avec quelques gouttes d'essence de térébenthine appliquées bien exactement et avec précaution sur le point qui saigne.

PANSEMENTS ET BANDAGES

Pansements. — Bandages. — Bandage en triangle de Mayor. — Bandage en rectangle. — Bandage en T. — Bandage en fronde. — Bandage au moyen des bandes. — Plaies des doigts et de la main. — Pansement du dos et du thorax. — Pansement compressif des seins. — Plaies du genou. — Plaies du pied et de la jambe.

PANSEMENTS. — Les pansements que l'on peut être appelé à faire dans la famille se rapportent à deux types : le *pansement sec*, qui sera utilisé chaque fois que l'on se trouvera en présence d'une plaie non suppurée, et le *pansement humide*, que l'on emploiera exclusivement pour les plaies suppurées.

Pour faire un *pansement sec*, on nettoiera préalablement la plaie à l'aide d'un tampon de coton hydrophile bien purifié et imprégné soit d'eau bouillie (méthode aseptique), soit d'un antiseptique non irritant (eau phéniquée faible, liqueur de Van Swieten, eau oxygénée ou boratée, etc.) ; on appliquera ensuite sur la plaie une simple compresse *sèche* de gaze hydrophile formée de plusieurs épaisseurs ; ou bien, avant de recouvrir la plaie, on la saupoudrera d'un antiseptique cicatrisant : dermatol, iodoforme, etc.

Dans le but d'empêcher les poussières et les germes atmosphériques d'arriver jusqu'à la plaie, le pansement sera protégé par une couche d'ouate non hydrophile fixée au moyen de quelques tours de bandes.

Le pansement humide ne diffère du pansement sec que par l'application d'une compresse imprégnée d'un antiseptique liquide et recouverte d'un taffetas imperméable qui conservera l'humidité.

La plus grande difficulté d'un pansement réside dans l'application des bandes destinées à le fixer ; nous croyons donc indispensable de donner quelques explications sur l'emploi des bandages, leurs divers modes et la façon de procéder dans la pratique courante.

BANDAGE. — Le bandage est l'arrangement raisonné sur une partie du corps d'une ou plusieurs pièces de linge, dans le but soit de fixer un pansement, soit d'en faire l'office.

Il convient d'observer les règles suivantes dans l'application des bandages :

1° S'assurer à l'avance si le bandage à appliquer remplit bien toutes les conditions nécessaires ;

2° Réunir, si le cas l'exige, des aides pour soutenir le malade ou contenir les pièces du pansement ;

3° Agir sans brusquerie en appliquant, toutefois, la bande assez serrée, surtout lorsqu'elle recouvre une couche d'ouate épaisse ;

4° Veiller à ce que la compression de la bande n'aille pas jusqu'à incommoder le malade et à gêner le cours du sang ;

5° Appliquer le bandage des membres de bas en haut, de manière à refouler les liquides vers le centre et les empêcher d'engorger les extrémités ;

6° Fixer l'extrémité terminale du bandage au moyen d'une épingle anglaise.

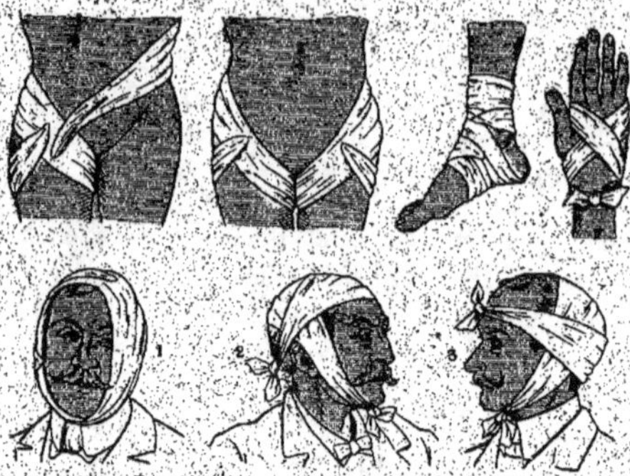

Bandages en triangle de Mayor.

BANDAGE EN TRIANGLE DE MAYOR. — Il est constitué par une pièce de linge ayant la forme d'un triangle isocèle, dont la base est très allongée. Une serviette pliée en deux, suivant une diagonale, représente le bandage triangulaire. Il à sert faire une grande quantité de pansements et principalement les pansements provisoires.

BANDAGE EN RECTANGLE. — Une serviette peut en remplir l'office ; on l'utilise pour le bandage de la tête et surtout pour les bandages du corps. Il est maintenu, suivant son emplacement, avec des bretelles ou des sous-cuisses.

BANDAGE EN T. — Il est formé par une bande horizontale ou ceinture portant en son milieu une bande verticale simple ou double, et on l'emploie pour fixer un pansement sur l'aine, sur la vulve, sur le ventre, le périnée ou sur la région rénale. La ceinture est placée autour de la taille ; la bande verticale ou les deux bandes, suivant le cas, fixées en arrière, passées entre les cuisses, sont amenées sur le devant du corps et attachées à la ceinture en avant.

Pour les plaies du dos de la main, le bandage en T perforé est très pratique quand la compression n'est pas nécessaire.

Un bandage en T double peut être utilisé pour maintenir un pansement de la lèvre supérieure ou de la racine du nez.

BANDAGE EN FRONDE. — Il est représenté par une bande dont les deux chefs sont fendus dans le sens de la longueur, de façon à ce que le milieu de la bande demeure entier.

La fronde s'applique sur les plaies du menton, du nez et du sommet de la tête.

BANDAGE AU MOYEN DES BANDES. — Pour les plaies de la tête et du cou, on se servira de bandes de 5 à 7 centimètres de largeur.

Pour la tête, on fera des circulaires verticaux qui se croiseront avec des circulaires passant par le front.

Pour le cou, le pansement sera maintenu par des circulaires du cou fixés eux-mêmes par des jets obliques contournant le sommet de la tête si la plaie est à la partie supérieure du cou, et passant sous les aisselles si la plaie est à la partie inférieure du cou.

PLAIES DES DOIGTS ET DE LA MAIN. — La bande, de 2 centimètres au plus de largeur, commence par entourer le poignet de quelques centimètres, elle descend sur le dos de la main et vient s'enrouler en spirales de la racine jusqu'à l'extrémité du doigt malade ; on refait ensuite le même parcours en sens inverse pour regagner le poignet où l'on fixe la bande.

Un doigt de gant ou un doigtier en caoutchouc très mince suffit à maintenir sans compression un pansement autour du doigt. Il sera fixé au poignet.

PANSEMENT DU DOS ET DU THORAX. — Le pansement d'une plaie de la

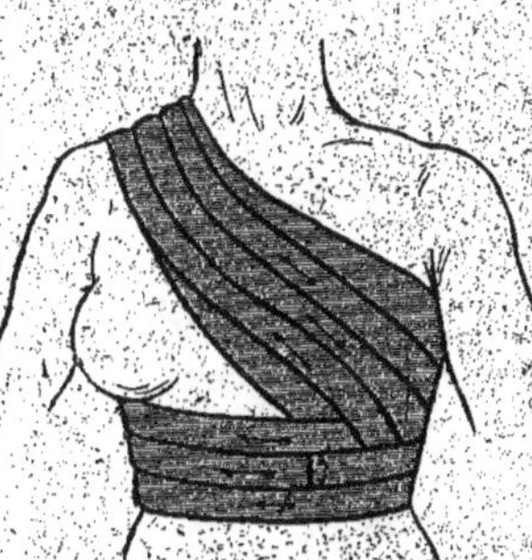

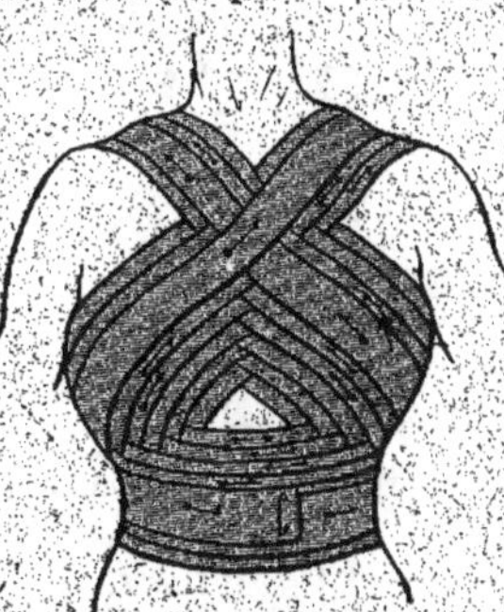

région dorsale ou thoracique sera maintenu, chez l'homme, par un spiral de la poitrine effectué avec des bandes de 10 à 20 centimètres. Nous avons déjà dit que le bandage à rectangles, maintenu au moyen de bretelles, pouvait être aussi utilisé.

PANSEMENT COMPRESSIF DES SEINS. — Il exige beaucoup d'ouate sous la bande qui aura 10 centimètres de largeur. On fait d'abord, autour de la ceinture, à gauche par exemple, des circulaires qui se dirigeront vers le côté droit ; puis, en commençant sous le sein gauche, on remonte obliquement sur l'épaule droite ; on descend ensuite par derrière vers l'aisselle gauche, on fait un circulaire horizontal pour fixer le jet oblique et l'on recommence un second jet oblique s'imbriquant sur le premier, puis, enfin, un second circulaire. On continue jusqu'à ce que le sein soit entièrement couvert et l'on procède de même pour l'autre sein, si besoin est.

PLAIES DU GENOU. — La disposition de la bande a la forme d'un 8. On fait, en premier lieu, deux circulaires de la jambe un peu au-dessous du genou ; la bande passe ensuite obliquement derrière le genou, décrit un circulaire de la cuisse et redescend en arrière de l'articulation, de façon à croiser le premier jet. On continue par un tour de jambe et le même mouvement imbriquant sur le précédent jusqu'au recouvrement complet du pansement.

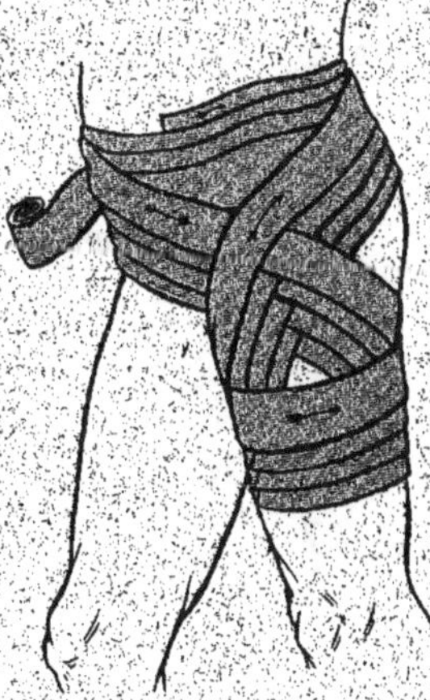

PLAIES DU PIED ET DE LA JAMBE. — Le bandage des plaies du pied exige des renversés ; celui de la jambe est plus facile ; il comprend des tours circulaires interrompus par des renversés.

PRÉPARATIONS USUELLES

Application de glace. — Cataplasmes. — Fumigations. — Injections. — Lavage d'intestins. — Lavements. — Sangsues. — Sinapismes. — Tisanes. — Ventouses.

APPLICATION DE GLACE. — La glace est calmante et antihémorrhagique; pour que son application soit utile et sans effet nuisible, on procèdera comme suit :

La glace sera introduite par petits morceaux dans un sac spécial en caoutchouc ou, plus simplement, dans une vessie de porc entourée d'une épaisseur de flanelle.

La surface de la peau sur laquelle l'application de la glace devra être faite, sera préalablement enduite d'une légère couche de vaseline.

La flanelle dans laquelle est enveloppé le sac ou la vessie a pour effet d'empêcher l'action caustique et douloureuse causée par un contact prolongé de la glace. On ne saurait s'en passer sans de graves inconvénients.

CATAPLASMES. — Préparation de la consistance d'une bouillie épaisse ayant l'eau, le lait ou les solutions antiseptiques pour excipient et les farines, les fécules ou les poudres mucilagineuses pour base. Ils sont appliqués froids ou chauds et peuvent être arrosés ou enduits de substances médicamenteuses telles que le laudanum, l'huile de camomille camphrée, le baume tranquille, l'extrait de Saturne, la pommade camphrée, etc. Ils sont fixés sur la partie malade au moyen d'un bandage modérément serré.

Quand la bouillie du cataplasme est préparée, on la verse sur un carré de tarlatane ou de vieux rideau où elle est étendue en couche d'égale épaisseur (1 à 2 centimètres), et on replie les bords du linge sur la pâte de façon à la recouvrir complètement. Les vieux mouchoirs et les serviettes sont impropres à la confection des cataplasmes, car leur tissu trop serré n'est pas assez perméable au mucilage.

Lorsque le cataplasme est appliqué chaud, sa température doit être telle que la main puisse la supporter. Dans ce cas, il est bon de le recouvrir, une fois qu'il est en place, d'un carré de taffetas gommé ou mieux de gutta-percha laminé qui le débordera dans les quatre sens. Cette précaution permettra au cataplasme de conserver longtemps sa chaleur et son humidité.

On divise les cataplasmes en :

1° *Cataplasmes émollients,* préparés à la farine de lin, à la fécule de pommes de terre, à la mie de pain, à la pomme cuite, aux feuilles de molène, aux fleurs de sureau, etc.

Les cataplasmes à la farine de lin sont les plus employés. On veillera à ce que la farine soit fraîche ; sinon, au lieu d'agir comme émollient, elle provoquerait une éruption de petits boutons.

2° *Cataplasmes calmants*. — On incorpore aux cataplasmes précédents des poudres de ciguë ou de belladone et on arrose de laudanum, de baume tranquille ou de teinture d'opium la face en contact avec la peau.

3° *Cataplasmes antiseptiques*. — Cataplasmes émollients délayés avec de l'eau boriquée, de l'eau phéniquée, ou avec une solution de sublimé ou de tout autre antiseptique.

4° *Cataplasmes résolutifs*. — Ils sont arrosés d'eau blanche ou d'alcool camphré.

5° *Cataplasmes sinapisés*. — Pour préparer un cataplasme sinapisé actif, il faut se conformer aux indications qui suivent :

Préparer d'abord un cataplasme émollient et le laisser refroidir jusqu'à ce qu'il devienne tiède. Le saupoudrer alors, sur la face qui touchera l'épiderme, avec de la farine de moutarde légèrement humectée d'eau froide. Si le cataplasme est destiné à un enfant, on placera un carré de mousseline sur la farine de moutarde dans le but de protéger la peau.

La farine de moutarde reste inactive lorsqu'elle a subi l'action du feu ; on se gardera donc de la mélanger à la masse du catap'asme et de la faire chauffer ; on se contentera de l'humecter d'eau froide ou tiède.

L'ingéniosité des inventeurs a simplifié la préparation des cataplasmes en présentant au public, sous diverses formes, des mucilages qui se gonflent au contact de l'eau.

FUMIGATIONS. — Les fumigations consistent à appliquer un médicament ou un désinfectant, sous forme de vapeurs, de fumée ou de gaz. Elles sont *sèches* ou *humides*. On les obtient sèches en jetant sur des charbons ardents les principes indiqués par le médecin ; on les prépare humides en versant sur les substances de l'eau bouillante et en se mettant en contact avec les vapeurs qu'elles dégagent.

A défaut d'appareils spéciaux, on place directement la partie malade au-dessus du vase où la vapeur est produite et on la concentre, à l'endroit voulu, au moyen d'une étoffe imperméable.

INJECTIONS. — On désigne sous ce nom l'introduction d'un liquide dans une cavité naturelle ou accidentelle du corps (oreille, nez, gorge, urèthre, fistules, plaies, etc.).

Les injections sont données au moyen de seringues en verre, en caoutchouc ou en étain, de poires en caoutchouc, d'énémas, d'irrigateurs, de vide-bouteilles ou siphons et de bocks.

Le bock, ou douche d'Esmarck, est l'appareil le plus pratique ; son emploi est universel et chaque famille devrait en posséder un.

Une douche bien montée comprend : 1° un récipient de 2 litres, entièrement en caoutchouc ou en tôle émaillée à fond embouti sans joints ; 2° un tube en caoutchouc de 2 mètres de long ; 3° une pince presse-tube pour régler l'écoulement ; 4° une série de canules (canule vaginale, canule rectale pour lavements et irrigations de la gorge, canule olivaire pour le nez).

Pour les injections vaginales et les lavages d'intestins, on placera le récipient le plus haut possible.

Pour les irrigations du nez, de la gorge et de l'oreille, une hauteur de 1 mètre est suffisante.

LAVAGE D'INTESTINS. — Le lavage d'intestins n'est autre qu'un lavement de grand volume — 1 à 2 litres d'eau ; — on le prend au moyen d'un bock terminé par une canule souple de la grosseur du petit doigt, et de 30 centimètres environ de longueur (canule entéroclyse). Il rend de grands services dans le traitement de la constipation et des maladies d'intestins (entérite, diarrhée chronique, dysenterie, etc.) On emploie quelquefois une canule à double courant qui évite la distension de l'intestin.

LAVEMENTS. — Le lavement est une irrigation de la partie inférieure du rectum. Pour un adulte, il comprend 500 grammes environ de liquide et doit être administré au moyen d'un appareil à canule courte.

Dans le cas de lavement calmant de faible volume à conserver, on choisira une poire en caoutchouc ou une seringue spéciale. Il sera toujours précédé d'un premier lavement évacuant ayant pour but de dégager préalablement l'intestin.

SANGSUES. — On choisira des sangsues de grosseur moyenne. La partie où elles doivent être posées sera rasée et nettoyée au savon ; une fois cette précaution prise, les sangsues seront placées dans un verre et appliquées à la peau. On évitera de les toucher et, une fois qu'elles seront en action, on enlèvera le verre et on les recouvrira, au besoin, d'un linge ou d'une serviette légère. Leur œuvre terminée, on les détache ou elles tombent d'elles-mêmes ; on recouvre alors les plaies d'une petite pièce d'amadou pour arrêter l'écoulement du sang.

Une sangsue extrait environ 16 grammes de sang.

Quand il s'agira de placer une sangsue sur la gencive, on emploiera un tube de verre spécial.

SINAPISMES. — Les sinapismes sont des médicaments externes qui utilisent les propriétés révulsives de la farine de moutarde. Lorsqu'on désire les préparer soi-même, on agit en délayant, dans un peu d'eau froide, la quantité de farine nécessaire ; puis, on l'applique directement sur la peau où on la laisse jusqu'à ce que l'effet recherché soit produit.

On trouve dans les pharmacies des feuilles de papier moutarde prêtes à l'usage et d'un emploi pratique. Il faut les humecter d'eau froide avant de s'en servir, et les maintenir, une fois appliquées, avec une bande de toile ou une serviette.

TISANES. — Les tisanes sont faites avec de l'eau chargée de principes médicamenteux. On les prépare par *infusion*, par *décoction* et par *macération*.

L'infusion consiste à jeter de l'eau bouillante dans la théière où ont été préalablement placées les fleurs, les feuilles ou les autres parties de plantes. On laisse infuser pendant une demi-heure, on passe, et la tisane est prête à l'usage.

Pour obtenir une tisane par décoction, on fait bouillir dans l'eau, pendant 20 minutes environ, les bois, les racines ou les écorces employés et l'on passe à travers un tamis fin ou un linge.

La macération consiste à laisser dans l'eau froide, pendant un temps plus ou moins long, selon les espèces, les substances dont on veut utiliser les principes.

D'une façon générale, on traite par *infusion* les substances à tissus légers, faciles à être pénétrés par l'eau (fleurs, feuilles minces, etc.) ; par *décoction*, celles dont les tissus sont ligneux (racines, bois, tiges, fruits ligneux) ; par *macération*, celles qui cèdent à l'eau froide leurs principes actifs (quassia amara, gentiane, etc.).

Suivant l'avis du médecin, les tisanes sont absorbées en nature ou additionnées de sucre ordinaire, de miel ou de sirops balsamiques.

VENTOUSES. — La ventouse est constituée par un petit vase de large orifice que l'on pose sur la peau pour y amener le sang au moyen de l'air raréfié par la chaleur et obtenir un effet révulsif.

On distingue deux sortes de ventouses : la *ventouse sèche* et la *ventouse scarifiée*.

La ventouse scarifiée est appliquée sur la peau où l'on a fait préalablement de légères incisions à l'aide d'une lancette ou d'un scarificateur, pour permettre l'écoulement du sang dans des proportions plus ou moins importantes.

La ventouse sèche boursoufle la peau et y fait affluer le sang sans écoulement.

Pour appliquer des ventouses, on place au fond du récipient de verre un tampon de coton hydrophile arrosé de quelques gouttes d'alcool ; on l'enflamme et on renverse rapidement le tout sur la peau.

Les ventouses doivent être laissées en place dix minutes au moins.

PHARMACIE DE FAMILLE

Sa composition. — Son utilisation.

La pharmacie de famille rendra des services à la campagne, aux bains de mer, pendant les villégiatures, partout, en un mot, où l'on se trouve éloigné des secours médicaux et pharmaceutiques.

MÉDICAMENTS INTERNES

Anti-Nerveux. — *Bromure de potassium*, dix paquets de 1 gramme ; *Tilleul* et *feuilles d'oranger*, un paquet de chaque espèce ;
Eau de fleur d'oranger, un flacon ;
Ether, un flacon de 5o grammes bouché au liège.

Coliques. — *Elixir parégorique*, un flacon de 3o grammes.

Diarrhée. — *Bismuth*, dix paquets de 1 gramme.

Digestifs. — *Fleurs de camomille*, un paquet de 3o grammes ;
Bi-carbonate de soude, dix paquets de 5 grammes.

Douleurs-Névralgies. — *Pyramidon*, une boîte contenant dix cachets de 5o centigrammes.

Emollients. — *Amidon*, une boîte de 125 grammes. (Lavements contre la diarrhée).

Empoisonnements. — *Contre-poison* indiqué page 215.

Fièvre. — *Chlorydrate de quinine*, une boîte contenant vingt cachets de 25 centigrammes ; 2° une boîte de cinq suppositoires de 25 centigrammes pour les enfants.

Purgatifs. — *Huile de ricin*, un flacon de 6o grammes ;
Magnésie calcinée, un flacon ;
Sulfate de soude, un paquet de 100 grammes.

Stimulants. — *Eau de Mélisse des Carmes*, un flacon ;
Alcool de menthe, un flacon ;
Sels anglais, un flacon.

Sudorifiques. — *Fleurs de bourrache*, un paquet.

Vomitifs. — *Poudre d'ipéca*, cinq paquets de 5o centigrammes ;
Emétique, quatre paquets de 5 centigrammes.

MÉDICAMENTS EXTERNES

Antiseptiques. — Le choisir en poudre, après avis du médecin, tel qu'il puisse être employé, sans inconvénient, sur toutes les parties du corps, en solution préparée au moment de l'usage.

Brûlures. — *Acide picrique en solution saturée*, un flacon de 125 grammes ;
Pommade souveraine contre les brûlures et les plaies suppurées :

Antipyrine	2 grammes
Iodoforme	3 —
Vaseline Chesebrough	3o —

Cataplasmes et révulsifs. — *Farine de lin*, 5oo grammes dans une boîte en fer blanc ;
Farine de moutarde, 5oo grammes dans une boîte en fer blanc ;
Sinapismes, une boîte de dix feuilles.

Hémorragies. — *Amadou*, une plaque ;
Antipyrine, solution très concentrée au tiers.

Pansements et plaies. — *Baudruche gommée à l'arnica*, un rouleau ;
Gutta-percha pour pansements humides, un rouleau de 1 mètre ;
Gaze hydrophile stérilisée, un flacon de compresses ;
Ouate hydrophile, un paquet de 25o grammes.
Bandes de Tangeps ou de Crépon, six bandes de 5 mètres de longueur, dont deux de 5 centimètres de largeur, deux de 7 centimètres et deux de 10 centimètres.
Collodion, un flacon de 3o grammes.
Extrait de Saturne, un flacon de 6o grammes.
Alcool camphré, un flacon de 15o grammes.
Glycérine, un flacon de 25o grammes.

Piqûres venimeuses. — *Formol*, solution à 5 p. 100 ;
Permanganate de potasse, solution à 10 p. 100.

PHOSPHATINE FALIÈRES

l'Aliment préféré des Enfants

DÉSINFECTION

Désinfection. — Déclaration des maladies contagieuses. — Désinfection municipale à Paris. — Désinfection par l'industrie privée et par les particuliers. — Désinfection par les particuliers en cas d'éloignement de tout centre. — Extrait du règlement sanitaire municipal applicable aux villes, bourgs et agglomérations. — Instructions diverses sur l'hygiène publique concernant la désinfection. — Mesures sanitaires contre les affections contagieuses.

DÉSINFECTION. — La désinfection a pour but la destruction complète de certains gaz, de certaines exhalaisons, des infiniment petits pathogènes, des odeurs méphitiques ou désagréables.

Les mesures de désinfection sont mises à exécution, dans les villes de 20 000 habitants et au-dessus, par les soins de l'autorité municipale, suivant des arrêtés du maire, approuvés par le préfet, et, dans les communes de moins de 20 000 habitants, par les soins d'un service départemental.

Toute commune doit posséder, aux termes de l'article 1er de la loi du 15 février 1902, un arrêté sanitaire déterminant « les précautions à prendre pour prévenir ou faire cesser les maladies transmissibles énumérées plus bas, spécialement les mesures de désinfection ou même de destruction des objets à l'usage des malades ou qui ont été souillés par eux et généralement des objets quelconques pouvant servir de véhicule à la contagion ». Le maire devra particulièrement veiller à ce que ces diverses prescriptions soient exécutées. Il recommandera de ne laisser approcher du malade que les personnes qui sont nécessaires pour le soigner et de détruire ou de désinfecter avec un soin extrême tous les objets ayant été en contact avec lui. Il préviendra, s'il y a lieu, après entente avec le médecin traitant, le service départemental de désinfection. Pour la désinfection quotidienne des linges souillés par le malade ou de ses excréments ou excrétions, il pourra décider, si le malade est pauvre, que les désinfectants lui seront fournis gratuitement. Si la maladie déclarée est la variole, il devra rappeler à ses administrés que la vaccination et la revaccination ont été rendues obligatoires par la loi comme étant le seul moyen efficace d'empêcher la transmission du mal, et provoquera s'il y a lieu dans sa commune des séances exceptionnelles de vaccination gratuite.

DÉCLARATION DES MALADIES CONTAGIEUSES. — Pour que la désinfection des locaux contaminés puisse être assurée et contrôlée, l'article 5 de la loi du 15 février 1902 et le décret du 10 février 1903 ont rendu obligatoire la déclaration à l'autorité publique des maladies indiquées à la première partie de l'énumération suivante, et laissé facultative la déclaration de maladies comprises à la deuxième partie.

La déclaration est faite par tout docteur en médecine, officier de santé ou sage-femme qui en constate l'existence.

Première partie : Maladies pour lesquelles la déclaration et la désinfection sont obligatoires :

1° La fièvre typhoïde ;
2° Le typhus exanthématique ;
3° La variole et la varioloïde ;
4° La scarlatine ;
5° La rougeole ;
6° La diphtérie ;
7° La suette miliaire ;
8° Le choléra et les maladies cholériformes ;
9° La peste ;
10° La fièvre jaune ;
11° La dysenterie ;
12° Les infections puerpérales et l'ophtalmie des nouveau-nés, lorsque le secret de l'accouchement n'a pas été réclamé ;
13° La méningite cérébro-spinale épidémique.

Deuxième partie : Maladies pour lesquelles la déclaration est facultative :

14° La tuberculose pulmonaire ;
15° La coqueluche ;
16° La grippe ;
17° La pneumonie et la broncho-pneumonie ;
18° L'érysipèle ;
19° Les oreillons ;
20° La lèpre ;
21° La teigne ;
22° La conjonctivite purulente et l'ophtalmie granuleuse.

Pour les maladies mentionnées dans la deuxième partie de la liste ci-dessus, il est procédé à la désinfection après entente avec les intéressés, soit sur déclaration des praticiens, soit à la demande des familles, des chefs de collectivités publiques ou privées, des administrations hospitalières ou des bureaux d'assistance, sans préjudice de toutes autres mesures prophylactiques déterminées par les règlements sanitaires.

DÉSINFECTION MUNICIPALE A PARIS. — Un service municipal de désinfection fonctionne à Paris ; les intéressés qui réclament ses services peuvent s'adresser soit à la Préfecture de la Seine, soit aux mairies.

Le tarif des frais de désinfection des locaux et effets est fixé comme suit :

Pour un loyer inférieur à 125 fr. de valeur matricielle. . . . . néant.

—	de 125 à 624 fr.	—	5 »
—	de 625 à 874 »	—	10 »
—	de 875 à 1.499 »	—	15 »
—	de 1.500 à 2.124 »	—	20 »
—	de 2.125 à 3.374 »	—	25 »
—	de 3.375 à 4.624 »	—	30 »
—	de 4.625 à 5.874 »	—	45 »
—	de 5.875 à 7.124 »	—	50 »
—	de 7.125 à 8.374 »	—	60 »
—	de 8.375 à 9.624 »	—	70 »
—	de 9.625 à 12.124 »	—	100 »
—	de 12.125 à 18.374 »	—	150 »
—	de 18.375 à 24.624 »	—	200 »
—	de 24.625 et au-dessus.	—	300 »

Il est accordé exonération complète de toute participation aux frais de désinfection aux établissements puplics appartenant au département ou à la Ville, ainsi qu'aux établissements sanitaires ou charitables privés gratuits et aux membres du corps médical, lorsque cette désinfection est demandée dans un intérêt professionnel.

La désinfection des chambres faisant partie d'hôtels garnis sera également opérée à titre gratuit.

Pour la désinfection des loges de concierges, chambres de domestiques ou chambres d'ouvriers logés chez leur patron, et seulement lorsque ces loges font partie d'une habitation collective et lorsque lesdites chambres dépendent de locaux ayant une valeur matricielle excédant 125 francs, il ne sera perçu qu'un droit fixe de 5 francs par opération, qui comprendra, comme la cotisation d'après le loyer, à la fois la désinfection à domicile et le passage à l'étuve des objets contaminés.

Toutes les désinfections faites pendant le cours d'une maladie sont comptées pour une seule opération, à la condition que ces désinfections se succéderont à des intervalles de durée ne dépassant pas six mois.

Les désinfections faites de nuit, sur la demande des intéressés, donnent lieu à l'application d'un tarif double de celui en vigueur pour les désinfections de jour.

Désinfection par l'industrie privée et par les particuliers. — En dehors des services municpaux, il existe dans les grandes villes des établissements privés qui procèdent, moyennant rémunération, à la désinfection complète des locaux et des objets contaminés par le malade. On trouve également dans l'industrie des appareils qui permettent aux particuliers de procéder eux-mêmes à la désinfection.

Aucun appareil ne peut être employé à la désinfection avant d'avoir été l'objet d'un certificat de vérification délivré par le ministre de l'Intérieur après avis du Comité consultatif d'hygiène publique de France.

Les appareils conformes à un type déjà vérifié ne peuvent être mis en service qu'après délivrance par le préfet, sur le rapport de la commission sanitaire de la circonscription, d'un procès-verbal de conformité.

LE " FUMIGATOR " procédé simple de désinfection à l'aldéhyde formique permet aux particuliers de **désinfecter eux-mêmes leurs locaux** sans l'emploi d'aucun appareil, ni accessoire.

Chaque désinfection est contrôlée par le service municipal qui examine : 1° si la désinfection a été faite réellement ; 2° si les appareils employés appartiennent à un modèle reconnu et s'ils ont été vérifiés.

DÉSINFECTION PAR LES PARTICULIERS. — Aux termes de la loi, les particuliers ont le droit de refuser de laisser opérer la désinfection de leurs locaux par des organisations officielles municipales ou départementales, pourvu qu'ils fassent la preuve que la désinfection a été faite ou qu'elle sera faite par un procédé autorisé par le ministère de l'intérieur.

Pour éviter l'envahissement de leur chez soi, ou en cas d'éloignement de tout centre, les particuliers peuvent donc avoir intérêt à connaître un procédé de désinfection leur permettant de pratiquer eux-mêmes cette opération.

Le procédé le plus pratique et le plus économique consiste dans l'emploi des cartouches formogènes dites « fumigators » autorisées par décision ministérielle du 9 février 1904 et employées dans tous les corps de troupe et établissements militaires pour la désinfection des effets usagés (circulaire ministérielle du 30 avril 1906.)

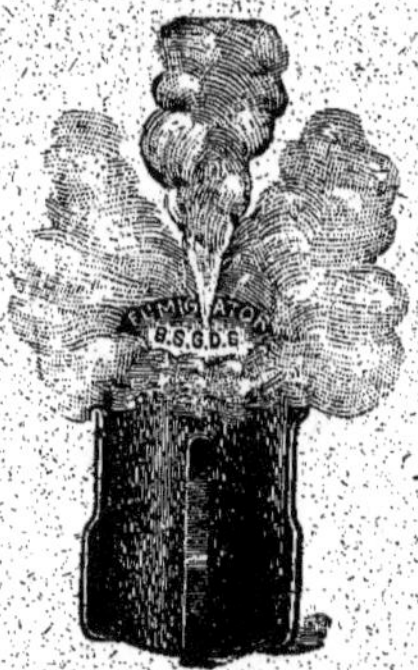

On se procurera d'abord autant de fumigators n° 4 qu'il y a de fois 20 mètres cubes de capacité puis, on procédera de la façon suivante :

1° On ferme les fenêtres, on baisse la trappe de la cheminée et bouche toutes issues, avec du papier gommé.

2° On ouvre tout, placards, armoires, tiroirs, etc. D'une manière générale, on dispose tous objets de la pièce, de façon qu'ils offrent le plus de surface à l'action des vapeurs bactéricides. On ne doit rien retirer de la pièce qui ait pu être contaminé (meubles, tentures linges, etc.)

On allume chacun des fumigators en maintenant la zone brun foncé de la pâte au-dessus d'une flamme quelconque (cette partie brun foncé doit être en haut de l'appareil quand le fumigator est dans les griffes du support). On pose enfin le fumigator allumé et son support sur une plaque de métal quelconque.

La figure ci-contre montre le fumigator en combustion.

Il faut disperser le plus possible dans le local à désinfecter les fumigators employés. En se retirant fermer soigneusement la porte.

Sept heures après, on peut entrer dans la pièce et en ouvrir la fenêtre pour aérer. Au bout d'une heure, la pièce est habitable. Si l'odeur d'aldéhyde formique résistait au point d'incommoder les personnes, il suffirait de faire bouillir dans la pièce, sur un réchaud, un peu d'ammoniaque liquide ; les vapeurs ammoniacales se répandraient instantanément dans la pièce et détruiraient cette odeur.

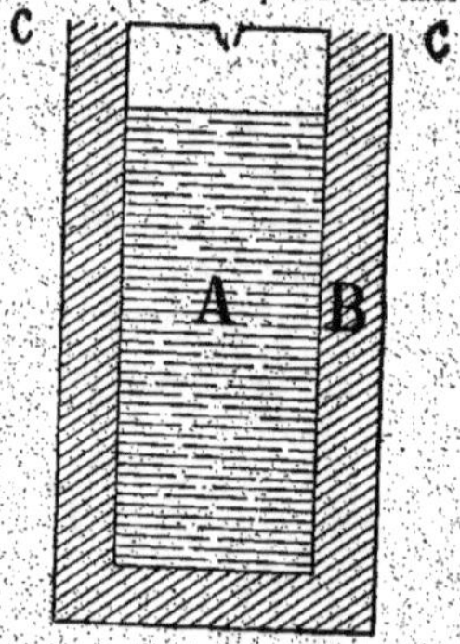

Description du fumigator. — Le fumigator consiste simplement en une cartouche de cuivre contenant la substance antiseptique A à vaporiser (trioxyméthylène). Cette cartouche est entourée d'une pâte B qui, allumée en sa partie C, brûle lentement sans flamme et porte bientôt la matière antiseptique à une température où elle se volatilise rapidement sans brûler ni s'altérer ; en donnant d'abondantes vapeurs d'aldéhyde formique qui se répandent dans le local à stériliser. Ces vapeurs pénètrent partout et atteignent, même à travers les fissures des meubles et des murs et des plis des étoffes où elles se condensent, les microbes infectieux. Leur destruction définitive est complète pourvu qu'on ait bien employé le nombre de fumigators prescrit par le mode d'emploi.

Coupe d'un Fumigator

DÉSINFECTION DES OBJETS DE LITERIE. — Si l'on ne dispose pas d'étuve, ce qui est le cas pour les personnes éloignées des centres, on éventrera les matelas, on lessivera leurs enveloppes, on placera la laine par couches peu épaisses sur le sol d'une chambre où seront également déposés les objets divers à désinfecter, puis on procédera comme il a été indiqué plus haut.

Extrait du réglement sanitaire municipal applicable aux villes bourgs et agglomérations

Titre II. — Prophylaxie des maladies transmissibles.

Maladies transmissibles.

Art. 53. — En vertu de l'article 4 de la loi du 15 février 1902 et conformément à l'article 1er du décret du 10 février 1903, les précautions à prendre pour prévenir ou faire cesser les maladies transmissibles dont la déclaration est obligatoire sont déterminées, notamment en ce qui concerne l'isolement du malade et la désinfection, dans les conditions ci-après.

Art. 54. — Les mêmes mesures sont applicables en cas de l'une des maladies énumérées dans la deuxième partie de l'article 1er du décret précité du 10 février 1903, sur la demande des familles, des chefs de collectivités publiques ou privées, des administrations hospitalières ou des bureaux d'assistance, après entente avec les intéressés.

Isolement.

Art. 55. — Tout individu atteint d'une des maladies prévues aux articles qui précèdent sera isolé de telle sorte qu'il ne puisse propager cette maladie par lui-même ou par ceux qui sont appelés à le soigner.

L'isolement sera pratiqué soit à domicile, soit dans un local spécialement aménagé à cet effet, soit à l'hôpital.

Art. 56. — Jusqu'à disparition complète de tout danger de transmission, on ne laissera approcher du malade que les personnes appelées à le soigner. Celles-ci prendront des précautions convenables pour éviter la propagation du mal.

Transport des malades.

Art. 57. — Le transport du malade sera autant que possible effectué par une voiture spéciale désinfectée après le voyage.

Dans le cas où, à défaut de voiture spéciale, il serait fait usage d'une voiture publique ou privée, ce véhicule devra être désinfecté immédiatement après le transport, sous la responsabilité de ses propriétaire et conducteur, qui pourront exiger un certificat de désinfection.

Art. 58. — Il est interdit à toute personne atteinte d'une des maladies transmissibles visées aux articles 53 et 54 de pénétrer dans une voiture affectée au transport en commun.

S'il s'agit de transport par chemin de fer, le chef de gare devra être prévenu à l'avance pour permettre l'application de l'article 60 du règlement sur la police des chemins de fer modifié par décret du 1er mars 1901.

Désinfection.

Art. 59. — Il est interdit de déverser aucune déjection ou excrétion (crachats, matières fécales, etc.) provenant d'un malade atteint d'une affection transmissible sur les voies publiques ou privées, dans les cours, dans les jardins ou sur les fumiers.

Ces déjections ou excrétions sont recueillies dans des vases spéciaux ; elles seront désinfectées et exclusivement projetées dans les cabinets d'aisance.

Art. 60. — Pendant toute la durée d'une maladie transmissible, les objets à usage personnel ou domestique du malade et des personnes qui l'assistent, de même que les objets contaminés ou souillés, seront désinfectés.

ART. 61. — Il est interdit, sans désinfection préalable, de jeter, secouer ou exposer aux fenêtres aucun linge, vêtement, objet de literie, tapis ou tenture ayant servi au malade ou provenant des locaux occupés par lui.

ART. 62. — Le nettoyage de la pièce et des objets qui la garnissent se fera exclusivement pendant toute la durée de la maladie, à l'aide de linges, étoffes, tissus ou substances imprégnées de liquides antiseptiques.

ART. 63. — Il est interdit d'envoyer, sans désinfection préalable, aux lavoirs publics ou privés ou aux blanchisseries, des linges et effets à usage, contaminés ou souillés.

Dans le cas où le lavage de ces objets y aurait été néanmoins pratiqué, le propriétaire du lavoir ou de la blanchisserie tiendra l'établissement fermé jusqu'à ce que l'assainissement et la désinfection prescrits par l'autorité sanitaire aient été effectués.

Il est également interdit d'envoyer, sans désinfection préalable, aux établissements industriels qui pratiquent le cardage ou l'épuration proprement dite, des matelas, literies et couvertures ayant servi à des malades atteints de maladies transmissibles.

ART. 64. — Les locaux occupés par le malade seront désinfectés aussitôt après son transport en dehors de son domicile, sa guérison ou son décès.

L'exécution de cette prescription pourra être constatée par un certificat délivré aux intéressés sur leur demande. Ce certificat ne mentionnera ni le nom du malade, ni la nature de la maladie ; il désignera les locaux désinfectés.

Sortie des malades.

ART. 65. — Après guérison, le malade ne sortira qu'après avoir pris les précautions convenables de propreté et de désinfection.

Dans le cas où le malade soigné dans un établissement hospitalier sortirait de cet établissement pour quelque motif que ce soit, avant que tout danger de contamination ait disparu pour les personnes avec lesquelles il pourrait se trouver en contact, l'avis doit en être immédiatement donné au maire par le médecin traitant ou le chef de service responsable. Cet avis, formulé dans les mêmes conditions que la déclaration de maladie, doit indiquer le domicile ou le lieu auquel le malade sortant a déclaré se rendre.

ART. 66. — Les enfants ne pourront être réadmis à l'école, soit publique, soit privée, qu'après un avis favorable du médecin traitant et l'autorisation du médecin-inspecteur de l'école.

Instructions diverses sur l'hygiène publique
concernant la désinfection

Nous croyons devoir reproduire ici la partie des instructions sur l'hygiène publique concernant la désinfection.

Nous ferons cependant remarquer à nos lecteurs qu'au moment où ces instructions ont été rédigées, la chimie n'avait pas encore indiqué les remarquables propriétés microbicides de l'*aldéhyde formique* qui remplace aujourd'hui, dans la plupart des cas, les désinfectants anciennement employés.

DÉSINFECTION PENDANT LA MALADIE

PRINCIPAUX DÉSINFECTANTS. — Les principaux désinfectants sont : 1° Le *sublimé* ; 2° le *sulfate de cuivre* ; 3° le *chlorure de chaux* fraîchement préparé ; 4° le *lait de chaux*.

On obtient ce dernier en prenant un kilogramme de chaux de bonne qualité qu'on arrose peu à peu avec un demi-kilogramme d'eau. Celle-ci absorbée, le tout forme une masse qu'on conserve dans un récipient soigneusement bouché.

Le sublimé peut être conservé sous forme de papier dont chaque feuille contient 0gr,50.

Ces désinfectants, qui sont tous des poisons, doivent servir à faire deux solutions : l'une forte contenant pour un litre d'eau : sulfate de cuivre ou chlorure de chaux, 50 grammes ; lait de chaux, 200 grammes ; sublimé, 1 gramme, avec de plus 3 grammes d'acide chlorhydrique et un peu de fuchsine pour colorer. L'autre *faible* contenant pour un litre : sulfate de cuivre ou chlorure de chaux, 20 grammes ; lait de chaux, 70 grammes ; sublimé, 0gr,50.

Le désinfectant à préférer est le sulfate de cuivre. Il est à la fois très puissant et peu coûteux (70 centimes à 1 franc le kilo), quantité suffisante pour 20 litres de solution forte.

LAVAGE DES MAINS. — Se servir de la solution *faible*.

VOMISSEMENTS, MATIÈRES FÉCALES. — Un verre de l'une des solutions fortes est versé préalablement dans le vase destiné à recevoir les déjections qui sont jetées immédiatement dans les cabinets. Si ceux-ci n'existent pas, il faut enfouir ces déjections dans un trou creusé à cet effet loin de tout puits et de tout cours d'eau (et les recouvrir de la solution désinfectante). *Il est absolument interdit de les jeter dans les mares, ruisseaux, etc., ou sur les fumiers.*

CABINETS D'AISANCE, ÉVIERS. — Lavage deux fois par jour avec solution forte.

EFFETS, VÊTEMENTS, LINGES DES MALADES. — Aucun des effets, linges de corps, vêtements, draps, qui a servi au malade, ne doit être *secoué par la fenêtre*, ni quitter la chambre sans avoir été préalablement désinfecté.

Aucun de ces linges ne sera lavé dans un cours d'eau, l'eau pouvant être ensuite bue et devenir ainsi le point de départ d'une épidémie.

Les *linges*, les *draps* et *étoffes blanches* seront plongés dans de l'eau bouillant à gros bouillon, puis soumis à la lessive.

Les *draps de couleur*, les objets *de cuir* seront trempés dans la solution forte pendant 5 heures.

Ces pratiques n'altèrent pas les étoffes.

A Paris et dans les villes où il existe un service de désinfection, on enlève, à date convenue, sur demande, les objets souillés et on les rapporte le lendemain après un séjour dans les étuves à vapeur sous pression.

HABITS DES GARDES-MALADES. — Ils doivent être désinfectés comme ceux des malades.

PLANCHERS, TAPIS, MEUBLES. — Les taches ou souillures seront immédiatement lavées avec l'une des solutions fortes.

MATELAS, LITERIE, COUVERTURES. — Étuve ou acide sulfureux.

CADAVRES. — Les cadavres seront le plus promptement possible placés dans un cercueil étanche, c'est-à-dire bien joint et bien clos, et contenant une épaisseur de 5 à 6 centimètres de sciure de bois, de façon à empêcher la filtration des liquides. Ils seront immédiatement enterrés.

DÉSINFECTION DU LOGEMENT INFECTÉ
APRÈS LA MALADIE ÉPIDÉMIQUE

La chambre habitée par une personne atteinte d'une affection épidémique ne doit être occupée de nouveau qu'après une désinfection complète. Une ventilation d'au moins vingt-quatre heures par l'ouverture des portes et fenêtres doit précéder la rentrée des habitants.

Tous les objets qui se trouvaient dans la chambre du malade et qui n'ont pas subi la désinfection indiquée précédemment doivent y être laissés jusqu'après la désinfection. Les vêtements sont suspendus autour de la pièce sur des cordes.

La désinfection doit être faite sous deux formes :

1° DÉSINFECTION PAR UN LIQUIDE ANTISEPTIQUE. — On lave le plancher, le plafond, les murs, qu'ils soient crépis, blanchis à la chaux ou couverts de papier de tenture, avec de l'eau de Javel, la solution de sulfate de cuivre ou l'une des autres solutions fortes.

A Paris, on emploie celle de *sublimé* en pulvérisation avec un appareil spécial.

On commence à pulvériser cette solution à la partie supérieure de la paroi suivant une ligne horizontale, et l'on descend successivement, de telle sorte que toute la surface soit couverte d'une couche de liquide pulvérisé en fines gouttelettes.

2° DÉSINFECTION PAR L'ACIDE SULFUREUX. — Faire bouillir sur un réchaud, pendant une demi-heure, une certaine quantité d'eau, de manière à remplir la chambre de vapeur.

Du soufre concassé en très petits morceaux est placé dans des vases en terre ou en fer peu profonds, largement ouverts et d'une contenance d'environ un litre. La quantité de soufre à employer doit être de 40 grammes par mètre cube.

Les vases en fer doivent être d'une seule pièce ou rivés sans soudure. Pour éviter le danger d'incendie, on place les vases contenant le soufre au centre de bassins en fer ou de baquets contenant une couche de 5 à 6 centimètres d'eau. Pour enflammer le soufre, on l'arrose d'un peu d'alcool ou on le recouvre d'un peu de coton largement imbibé de ce liquide, auquel on met le feu *avec précaution*.

Le soufre étant enflammé, on ferme les portes de la pièce et l'on colle des bandes de papier sur les joints. N'ouvrir la chambre qu'après vingt-quatre heures.

3° PRÉCAUTIONS A PRENDRE PAR LES PERSONNES CHARGÉES DE LA DÉSINFECTION. — Il est extrêmement important que les personnes chargées de la désinfection soient munies de vêtements spéciaux, y compris les pantalons et les chaussures, et qu'elles quittent ensuite ces vêtements qui devront être désinfectés et ne devront avoir aucun contact avec ceux repris par les désinfecteurs.

Mesures sanitaires contre les affections contagieuses

Le Conseil d'hygiène et de salubrité de la Ville de Paris a étudié et adopté diverses mesures qui seront scrupuleusement suivies toutes les fois qu'on se trouvera en présence d'un cas de variole, de fièvre typhoïde, de diphtérie ou de scarlatine. Les étuves dont il sera parlé plus loin se rapportent à la Ville de Paris seulement.

INSTRUCTIONS SUR LES PRÉCAUTIONS A PRENDRE
CONTRE LA FIÈVRE TYPHOIDE

Le germe de la fièvre typhoïde se trouve dans les déjections des malades. La contagion se fait à l'aide de l'eau contaminée par ces déjections ou par tout objet souillé par elles.

MESURES PRÉVENTIVES. — En temps d'épidémie de fièvre typhoïde, l'eau potable doit être l'objet d'une attention toute particulière ; l'eau récemment bouillie donne une sécurité absolue.

Cette eau doit servir à la fabrication du pain et au lavage des légumes.

Avant de manger, il faut se laver les mains au savon. Les habitudes alcooliques, les excès de tout genre, et surtout les excès de fatigue, prédisposent à la maladie.

MESURES A PRENDRE DÈS QU'UN CAS DE FIÈVRE TYPHOIDE SE PRODUIT. — Les cas de fièvre typhoïde doivent être déclarés au commissariat de police du quartier pour la Ville de Paris, et à la mairie dans les communes du ressort de la préfecture.

L'administration assurera le transport du malade, s'il y a lieu, ainsi que la désinfection du logement et des objets contaminés.

a) Transport du malade. — Si le malade ne peut recevoir à domicile les soins nécessaires, s'il ne peut être isolé, notamment si plusieurs personnes habitent la même chambre, il doit être transporté dans un établissement spécial.

Les chances de guérison sont alors plus grandes, et la transmission n'est pas à redouter.

Le transport devra toujours être fait dans une des voitures spéciales mises gratuitement à la disposition du public par l'administration.

b) Isolement du malade. — Le malade, s'il n'est pas transporté, sera placé dans une chambre séparée, où les personnes appelées à lui donner des soins doivent seules pénétrer.

Son lit sera placé au milieu de la chambre ; les tapis, tentures et grands rideaux seront enlevés.

La chambre sera aérée plusieurs fois par jour. Le malade sera tenu dans un état constant de propreté. Les personnes qui entourent le malade se laveront les mains avec une solution de sulfate de cuivre faible (à 12 grammes par litre d'eau), toutes les fois qu'elles auront touché le malade ou les linges souillés. Elles devront aussi se rincer la bouche avec de l'eau bouillie.

Elles ne mangeront jamais dans la chambre du malade.

c) Désinfection des matières. — Il est de la plus haute importance que les déjections du malade ainsi que les objets souillés par elles soient immédiatement désinfectés.

La désinfection des linges et des mains sera obtenue à l'aide de solutions de sulfate de cuivre. Ces solutions seront de deux sortes : les unes fortes et renfermant 50 grammes de sulfate de cuivre par litre ; les autres faibles, renfermant 12 grammes par litre. Les solutions fortes serviront à désinfecter les déjections et les linges souillés ; les faibles serviront au lavage de mains et des linges non souillés.

Les commissaires de police tiennent gratuitement à la disposition du public des paquets de 25 grammes destinés à faire les solutions. On mettra deux de ces paquets dans un litre d'eau pour préparer les solutions fortes, et un paquet dans deux litres pour les solutions faibles.

Pour désinfecter les matières, on versera dans le vase destiné à les recevoir un demi-litre de la solution forte. On lavera avec cette même solution les cabinets d'aisance, et tout endroit où ces déjections auraient été jetées et répandues. Aucun des linges souillés ou non ne doit être lavé dans un cours d'eau.

Les linges souillés seront trempés et resteront deux heures dans les solutions fortes.

Les linges non souillés seront plongés dans une solution faible. Les habits, les literies et les couvertures seront portés aux étuves municipales publiques de désinfection.

d) Désinfection des locaux. — La désinfection des locaux est faite gratuitement par des désinfecteurs spéciaux. Pour obtenir cette désinfection, il suffit de s'adresser, à Paris, au commissaire de police du quartier.

Un médecin inspecteur des épidémies est chargé de vérifier l'exécution des mesures prescrites ci-dessus.

INSTRUCTIONS SUR LES PRÉCAUTIONS A PRENDRE

CONTRE LA DIPHTÉRIE

La diphtérie est une affection éminemment contagieuse. Le germe de la diphtérie est contenu dans les fausses membranes et les crachats.

Il se transmet surtout à l'aide des objets souillés par les produits de l'expectoration.

Ces objets, quand ils n'ont pas été désinfectés, conservent pendant des années leur pouvoir infectieux.

Mesures préventives. — L'isolement et la désinfection sont les deux seules mesures efficaces de préservation.

En temps d'épidémie, tout mal de gorge est suspect, le germe de la diphtérie se développant surtout sur une muqueuse déjà malade : appeler de suite un médecin.

MESURES A PRENDRE DÈS QU'UN CAS DE DIPHTÉRIE SE PRODUIT. — Les cas de diphtérie seront déclarés au commissariat du quartier pour la Ville de Paris, ou à la mairie dans les communes du ressort de la préfecture.

L'administration assurera l'isolement ou le transport du malade et la désinfection du logement contaminé.

a). Transport du malade. — Si le malade ne peut recevoir à domicile les soins nécessaires, s'il ne peut être isolé, notamment si plusieurs personnes habitent la même chambre, il doit être transporté dans un établissement spécial.

Ce transport doit être effectué à une époque aussi rapprochée que possible du début de la maladie.

Les chances de guérison sont alors plus grandes, et la transmission n'est pas à redouter.

Le transport devra toujours être fait dans une des voitures spéciales mises gratuitement à la disposition du public par l'administration.

b) Isolement du malade. — Le malade, s'il n'est pas transporté, sera placé dans une chambre séparée, où les personnes appelées à lui donner des soins doivent seules pénétrer.

Son lit sera placé au milieu de la chambre ; les tapis, tentures et grands rideaux seront enlevés.

Le malade doit être tenu dans le plus grand état de propreté. On évitera tout ce qui pourrait provoquer l'excoriation de sa peau : vésicatoires, sinapismes, etc.

Il est indispensable d'éloigner immédiatement toute personne qui ne concourt pas au traitement du malade et surtout les enfants.

Les personnes qui soignent le malade éviteront de l'embrasser, de respirer son haleine, et de se tenir en face de sa bouche pendant les quintes de toux. Si ces personnes ont des crevasses ou de petites plaies, soit aux mains, soit au visage, elles auront soin de les recouvrir de collodion.

Elles se laveront les mains avec une solution de sulfate de cuivre faible (12 grammes par litre d'eau), toutes les fois qu'elles auront touché le malade ou les linges souillés. Elles devront aussi se rincer la bouche avec de l'eau bouillie. Elles ne mangeront jamais dans la chambre du malade.

c) Désinfection des matières expectorées ou vomies. — Les objets de literie et en particulier les berceaux, doivent être portés à l'étuve municipale. Les jouets de l'enfant doivent être brûlés. Les cuillères, tasses, verres, etc., devront, aussitôt après avoir servi au malade, être plongés dans l'eau bouillante.

Pendant la maladie, les poussières du sol de la chambre seront enlevées chaque jour et immédiatement brûlées. Avant le balayage, on projettera sur le plancher de la sciure de bois humectée avec une solution de sulfate de cuivre. (Voir pour complément : FIÈVRE TYPHOÏDE : *Désinfection des matières* et *Désinfection des locaux.*)

INSTRUCTIONS SUR LES PRÉCAUTIONS A PRENDRE

CONTRE LA SCARLATINE

La scarlatine est une maladie contagieuse. — Elle exige toujours de grands soins. — Elle est surtout redoutable par les complications qui peuvent survenir, même après la disparition de l'éruption.

MESURES A PRENDRE DÈS QU'UN CAS DE SCARLATINE SE PRODUIT. — Tout cas de scarlatine sera déclaré au commissariat de police du quartier pour la Ville de Paris, ou à la mairie dans les communes du ressort de la préfecture. L'administration assurera l'isolement du logement contaminé.

a) Transport du malade. — (Voir la même rubrique dans les *Instructions contre la fièvre typhoïde.*)

b) Isolement du malade. — Le malade, s'il n'est pas transporté, sera placé dans une chambre séparée, où les personnes appelées à lui donner des soins doivent seules pénétrer.

Son lit sera mis au milieu de la chambre ; les tapis, tentures et grands rideaux seront enlevés.

Son isolement devra durer au moins quarante jours à partir du moment où l'éruption a été constatée.

Les personnes appelées à donner des soins au malade seront choisies, autant que possible, parmi celles qui ont déjà eu la scarlatine. Elles devront se laver les mains fréquemment et surtout avant les repas. Elles ne mangeront jamais dans la chambre du malade.

c) Désinfection des objets ayant été en contact avec le malade, et mesures de précaution à prendre par celui-ci. — Les matières rendues par le malade, les crachats, les vomissements, les selles et les urines doivent être désinfectés au moyen d'une solution de sulfate de cuivre à 50 grammes par litre. Un verre de cette solution est versé préalablement dans le vase destiné à recevoir ces matières, qui sont jetées sans délai dans les cabinets.

Les cabinets sont eux-mêmes désinfectés deux fois par jour avec le même liquide.

Le malade ne doit sortir qu'après avoir pris un bain savonneux.

L'enfant qui a eu la scarlatine ne doit retourner à l'école qu'après un intervalle de quarante jours au moins à partir du début de la maladie. (Voir pour complément : FIÈVRE TYPHOÏDE ET DIPHTÉRIE : *Désinfection des matières* et *Désinfection des locaux.*)

INSTRUCTIONS SUR LES PRÉCAUTIONS A PRENDRE
CONTRE LA VARIOLE

La variole est une maladie éminemment contagieuse. — *La vaccination et la revaccination sont les seuls moyens de prévenir ou d'arrêter les épidémies de varioles.*

Pour les mesures à prendre dès qu'un cas de variole se produit, le transport du malade, son isolement, la désinfection des sujets ayant été en contact avec lui, et la désinfection des locaux, il convient de se reporter aux instructions de la fièvre typhoïde et de la diphtérie.

En outre, les prescriptions suivantes doivent être observées : Les personnes appelées à donner des soins à un varioleux seront revaccinées ; elles devront avoir des vêtements spéciaux et les quitter en sortant de la chambre du malade. Le malade ne devra sortir qu'après avoir pris plusieurs bains.

LES
Principales Stations Thermales et Minérales Françaises

Aix-en-Provence (Bouches-du-Rhône). — Climat tempéré et agréable. — Eaux bicarbonatées calciques. — Emploi des eaux mères des salins du Midi. Névroses, rhumatismes nerveux, eczéma, psoriasis, prurigo, affections utérines. — Chemin de fer de Lyon.

Aix-les-Bains (Savoie). — Climat très salubre, et d'une douceur égale. — Eaux sulfurées thermales. — Deux sources, l'une de *soufre*, l'autre dite d'*alun*. — Rhumatisme, arthrite rhumatoïde, goutte chronique, affections articulaires, utérines, maladies nerveuses, maladies de la peau d'origine rhumatismale ou goutteuse. — Chemin de fer de Lyon.

Alet (Aude). — Climat chaud en été, doux pendant toute la durée de l'hiver. — Eaux bicarbonatées calciques trois sources. — Eaux d'exportation. — Source froide ferrugineuse. — Source ferrugineuse. — En bains : affections des viscères abdominaux et des organes génito-urinaires, du système lymphatique, etc. — En boisson : dyspepsie, migraine, chlorose, vomissements, dysenterie, etc. — Chemins de fer d'Orléans et du Midi.

Allevard (Isère). — Climat de montagnes, très salubre. — Eaux sulfurées calciques. — Maladies de poitrine, de la peau, scrofules, blessures par armes à feu. — Chemin de fer de Lyon, ligne de Grenoble.

Amélie-les-Bains (Pyrénées-Orientales). — Climat tonique. — Eaux sulfurées sodiques, thermales. — Rhumatismes chroniques et affections herpétiques de la peau et des muqueuses. — Chemins de fer d'Orléans et du Midi.

Argelès-Gazost (Hautes-Pyrénées). — Climat très doux pendant toute l'année. — Eaux sulfurées sodiques, bromurées et iodurées, froides. — Affections cutanées ; dyspepsies stomacales et intestinales ; catarrhe des muqueuses bronchiques et génito-urinaires. — Chemins de fer d'Orléans et du Midi.

Aulus (Ariège). — Climat très salubre, situation topographique charmante. — Eaux sulfatées calciques. — Action laxative, diurétique, tonique et dépurative. — Chemins de fer d'Orléans et du Midi.

Ax (Ariège). — Climat de montagnes, température variable dans la journée. — Eaux sulfurées sodiques et sulfureuses dégénérées. — Maladies de la peau, rhumatismes ; affections catarrhales, nerveuses ; maladies lymphatiques. — Chemins de fer du Midi, ligne de Toulouse à Ax.

Bagnères-de-Bigorre et Labassère (Hautes-Pyrénées). — Climat doux, chaleur tempérée pendant l'été. — Eaux sulfatées calciques hypothermales, ou hyperthermales, sulfurées sodiques, ferrugineuses arsenicales. — Anémie, chlorose, névralgies rhumatismales, rhumatismes chroniques, palpitations nerveuses, maladies de la peau, affections catarrhales. — Chemins de fer d'Orléans et du Midi, ligne de Tarbes jusqu'à Bagnères.

Bagnères-de-Luchon (Haute-Garonne). — Climat de montagnes tempéré. — Eaux sulfurées sodiques, froides, tièdes, chaudes et hyperthermales. Eaux ferrugineuses. — Affections rhumatismales chroniques ; diathèse scrofuleuse, engorgements glanduleux, ulcères, fistules, rétractions tendineuses, maladies du tissu osseux, spécialement les caries et les nécroses. En résumé, dartres, rhumatisme, lymphatisme et affections des voies respiratoires. — Chemins de fer d'Orléans par Bordeaux, du Midi par Toulouse.

Bagnoles (Orne). — Climat des basses montagnes. — Eaux chlorurées sodiques, sulfurées, silicatées arsenicales, phosphoriques. Source chaude. — Maladies de l'appareil digestif, de la peau ; affections rhumatismales, scrofuleuses ; anémie, chlorose ; engorgement des viscères de l'abdomen, phlébite ; blessures, ulcères, plaies atoniques ; vertiges ; usage immodéré du tabac. — Chemin de fer de l'Ouest par Granville, embranchement de Briouze à Bagnoles.

Bagnols (Lozère). — Climat de montagne, assez rude. — Eaux sulfurées calciques. — Maladies de la peau, catarrhe pulmonaire, lymphatisme, rhumatisme, plaies d'armes à feu, scrofules, affections rhumatismales. — Chemin de fer de Lyon, ligne d'Auvergne ; station de Villefort.

Bains (Vosges). — Climat tempéré, soumis à de brusques variations. — Eaux sulfatées sodiques arsenicales. — Rhumatismes, affections nerveuses, maladies utérines. — Chemin de fer de l'Est par Nancy et Epinal jusqu'à Bains.

Balaruc (Hérault). — Climat d'une grande douceur, jamais de brouillards. — Eaux chlorurées sodiques fortes. — Paralysie, suite d'apoplexie ; maladies de la moelle épinière et utérines ; rhumatisme chronique, sciatique, fausses anky-

STATIONS THERMALES ET MINÉRALES

loses, plaies d'armes à feu, scrofules. — Chemin de fer de Lyon, Tarascon et Cette.

Barbazan (Haute-Garonne). — Eaux sulfatées calciques et ferrugineuses. — Trois sources. — Chlorose, anémie, maladies de la peau, affections des voies respiratoires. — Chemins de fer d'Orléans et du Midi par Bordeaux ou Toulouse jusqu'à Barbazan.

Barèges (Hautes-Pyrénées). — Climat rude et très variable. — Eaux sulfurées sodiques. — Paralysies essentielles, par intoxications, suites de refroidissements; affections rhumatismales avec engorgement indolent des articulations, rétractions musculaires et tendineuses; dermatoses invétérées, principalement les formes sèches et torpides; la syphilis surtout à ses degrés les plus graves; la scrofule dans ses manifestations cutanées, osseuses et articulaires; les engorgements glandulaires suppurés; les lésions traumatiques ayant atteint les os ou les articulations, et principalement les blessures par armes à feu qui sont une des spécialités de Barèges; les ulcères atoniques, cachectiques, etc. — Chemins de fer d'Orléans et du Midi jusqu'à Pierrefitte.

Bauche (La) (Savoie). — Climat de montagnes, très salubre. — Eaux ferrugineuses fortes. — Chlorose, anémie, dyspepsie, troubles anémiques de la circulation, faiblesse musculaire, atonie générale; suites de fièvres graves et d'hémorragies; cachexie par empoisonnement tellurique et maremmatique, leucorrhée, aménorrhée, etc. — Chemin de fer de Lyon jusqu'à Chambéry, par Dijon.

Bondonneau (Drôme). — Climat agréable et très sain. — Eaux bicarbonatées, calciques, gazeuses et iodurées froides. — Affections cutanées, scrofuleuses et utérines, induration indolente des articulations, tumeurs, goitres, obésité, fièvres intermittentes. — Chemin de fer P.-L.-M jusqu'à Montélimar.

Boulou (Le) (Pyrénées-Orientales). — Eaux bicarbonatées sodiques, ferrugineuses, faibles et arsenicales, sans similaires dans toute la région pyrénéenne. — Dyspepsie, gastralgie, entérite chronique, coliques néphrétiques, ictères, gravelle, goutte, engorgements du foie et de la rate, de la prostate, fièvres intermittentes, diabète, spermatorrhée, chlorose, anémie, cachexie paludéenne. — Chemins de fer d'Orléans et du Midi, par Bordeaux et Narbonne.

Bourbon-Lancy (Saône-et-Loire). — Climat d'une grande douceur, température à peu près égale. — Eaux chlorurées sodiques, alcalines mixtes. — Affections nerveuses, rhumatismes, paralysie, anémie, affections de l'utérus, scro-

fules. — Chemin de fer de Lyon par Nevers et Cercy-Latour.

Bourbon-l'Archambault (Allier). — Climat d'une douceur assez constante pendant la saison. — Eaux chlorurées sodiques. — Eaux ferrugineuses bicarbonatées, froides. — Affections paralytiques, hémiplégies, rhumatismes, névralgies, arthrite, chlorose; lymphatisme, scrofules; trajets fistuleux, maladies des yeux; diabète. — Chemin de fer de Lyon par le Bourbonnais jusqu'à Moulins, puis jusqu'à Bourbon-l'Archambault par chemin de fer économique.

Bourbonne-les-Bains (Haute-Marne). — Climat uniforme et tempéré pendant la saison. — Eaux chlorurées sodiques fortes. — Scrofules, et toutes leurs manifestations. Paralysies traumatiques, ataxie locomotrice. Rhumatismes articulaire et musculaire, noueux, goutteux. Arthrite rhumatismale, sèche. Névralgie sciatique. Goutte. Accidents consécutifs aux fractures, luxations, entorses, plaies par armes à feu. — Chemin de fer de l'Est, par Chaumont et Vitrey, avec embranchement sur Bourbonne.

Bourboule (La) (Puy-de-Dôme). — Climat d'une douceur et d'une égalité inconnues dans les hautes régions que domine le *Mont-Dore*. — Eaux chlorurées, bicarbonatées, sodiques et arsenicales. — Maladies cutanées; affections scrofuleuses, dartreuses, rhumatismales et des voies respiratoires; fièvres intermittentes; chlorose, anémie, diabète. — Chemin de fer d'Orléans-Montluçon ou de Lyon-Auvergne, puis la ligne de Laqueuille au Mont-Dore jusqu'à la Bourboule.

Brides-les-Bains (Savoie) ou *La Perrière*. — Climat doux et presque uniforme. — Eaux sulfatées calciques. — Engorgement du foie, pléthore abdominale, constipation, hémorrhoïdes, obésité, dyspepsie, ictère, dysménorrhée, leucorrhée, certaines affections scrofuleuses des muqueuses, diverses dermatoses, affections utérines chroniques. — Chemin de fer de Lyon par Chambéry jusqu'à Moutiers, et le tramway électrique jusqu'à Brides.

Bussang (Vosges). — Climat tonique. — Eaux bicarbonatées mixtes, ferrugineuses et manganésiennes, froides. — Dyspepsie, anémie, chlorose. — Chemin de fer de l'Est, ligne d'Epinal par Nancy ou Chaumont avec bifurcation sur Saint-Maurice-Bussang.

Cambo-les-Bains (Basses-Pyrénées). — Climat remarquable par sa douceur et sa salubrité. — Eaux sulfurées calciques et ferrugineuses froides. — Affections de nature arthritique et scrofuleuse. Maladies d'estomac, des voies respiratoires, de la vessie. Rhumatismes chro-

STATIONS THERMALES ET MINÉRALES

niques. Maladies de la peau. Chlorose, anémie, aménorrhée, leucorrhée; cachexie paludéenne. — Chemins de fer d'Orléans et du Midi, jusqu'à Cambo.

Capvern (Hautes-Pyrénées). — Climat d'une grande douceur, situation topographique délicieuse. — Eaux sulfatées calciques et ferrugineuses. Deux sources. — Engorgements du foie et de la rate, affections des voies urinaires, de l'utérus et des centres nerveux, gravelle, néphrite calculeuse, goutte, diabète, etc. — Chemins de fer d'Orléans et du Midi, par Bordeaux Mont-de-Marsan, Tarbes et Capvern (station).

Cauterets (Hautes-Pyrénées). — Climat assez doux, brusques variations de température. — Eaux sulfurées sodiques, tièdes, chaudes ou hyperthermales. — Maladies chroniques des voies respiratoires, maladies de la gorge, du tube digestif, herpétisme, maladies de la peau, lymphatisme, scrofules, rhumatismes, goutte, maladies des organes urinaires, maladies du système nerveux, etc. — Chemins de fer d'Orléans et du Midi, par Bordeaux jusqu'à Pierrefitte, et railway à traction électrique.

Challes (Savoie). — Eaux sulfureuses alcalines iodurées et bromurées froides. — Lymphatisme et scrofule; affections strumeuses, des voies respiratoires et de l'estomac; maladies chroniques de la gorge, du larynx, des oreilles, du nez et des yeux. — Chemin de fer de Lyon, par Culoz, Aix-les-Bains, jusqu'à Chambéry, et tramway à vapeur.

Charbonnières (Rhône). — Eaux ferrugineuses froides. — Dyspepsie, chlorose, scrofules, maladies de l'utérus. — Chemin de fer P.-L.-M. jusqu'à Charbonnières.

Château-Gontier (Mayenne). — Eaux bicarbonatées calciques sulfatées froides. — Affection des voies digestives, des organes féminins; catarrhe de la vessie, gravelle. — Chemin de fer de l'Ouest, ligne de Paris à Saint-Nazaire.

Châteauneuf (Puy-de-Dôme). — Climat très doux et d'une assez grande consistance. — Eaux bicarbonatées sodiques, froides et chaudes. — Rhumatismes, irritations gastro-intestinales, gravelle, eczéma. — Chemin de fer de Lyon, Riom et Châteauneuf.

Châteldon (Puy-de-Dôme. — Eaux bicarbonatées calciques et ferrugineuses froides. — Affections des voies digestives, douleurs spasmodiques des intestins; vomissements, affections cholériques, nerveuses; anémie; catarrhe de la vessie, gravelle. — Chemin de fer P.-L.-M. par Nevers.

Châtel-Guyon (Puy-de-Dôme). — Climat tempéré et salubre. — Eaux chlorurées magnésiennes. — Constipation, Entérite, Engorgements du foie, de la rate, des viscères abdominaux; dyspepsie, congestions, chlorose, anémie, affections de l'utérus, obésité. — Chemin de fer P.-L.-M. jusqu'à Riom.

Chaudes-Aigues (Cantal). — Climat salubre. — Eaux carbonatées sodiques, les plus chaudes de la France. Douleurs rhumatismales, paralysies, engorgements des articulations, maladies cutanées, ankyloses incomplètes, névroses. — Chemins de fer de Lyon et d'Orléans par Nevers et Arvant jusqu'à Neussargues.

Condillac (Drôme). — Eaux bicarbonatées calciques froides. — Embarras gastriques, convalescence des fièvres typhoïdes. — Chemin de fer de Lyon jusqu'à Lachamp-Condillac.

Contrexéville (Vosges). — Climat brusque et variable. — Eaux bicarbonatées sulfatées froides. — Gravelle, goutte, diabète, voies urinaires. — Chemin de fer de l'Est par Neufchâteau; station à Contrexéville.

Cusset (Allier). — Eaux bicarbonatées sodiques. — Dyspepsie, anémie, gravelle, diabète; maladies du foie, de l'estomac; propriétés générales des eaux bicarbonatées. — Chemin de fer de Lyon à Vichy et Cusset.

Dax (Landes). — Climat d'une douceur et d'une uniformité remarquables. — Eaux sulfatées calciques et ferrugineuses, légèrement alcalines, hyperthermales. — Rhumatismes, engorgements articulaires, contractions, vieilles plaies, paralysies diverses, névroses, maladies de la peau, du système osseux, tenant à un état lymphatique et à la diathèse scrofuleuse; affections utérines. — Chemins de fer d'Orléans et du Midi de Paris à Dax.

Eaux Bonnes (Les) (Basses-Pyrénées). — Climat d'une douceur et d'une constance remarquables. — Eaux sulfurées sodiques. — Maladies chroniques, des voies respiratoires, angines chroniques pharyngée et laryngée, bronchite, asthme compliqué de catarrhe, pleurésie, pneumonie, phtisie pulmonaire. — Chemins de fer d'Orléans et du Midi jusqu'à Laruns-Eaux-Bonnes, à 6 kilomètres.

Eaux-Chaudes (Les) (Basses-Pyrénées. — Température estivale exempte de variations étendues. — Eaux sulfurées sodiques thermales, tempérées et froides. — Rhumatismes musculaires, névralgies, maladies utérines, affections de la gorge, des bronches et des poumons. — Chemins de fer d'Orléans et du Midi jusqu'à Laruns-Eaux-Chaudes.

STATIONS THERMALES ET MINÉRALES

Encause, (Haute-Garonne). — Climat doux et agréable. — Eaux sulfatées calciques. — Coliques néphrétiques et bilieuses, ictère, engorgements et congestions passives de l'abdomen, hypocondrie, hystérie. — Chemins de fer d'Orléans et du Midi par Toulouse, Bayonne et Saint-Gaudens.

intestins. — Chemin de fer de Lyon jusqu'à Évian (ligne d'Évian à Annecy).

Fontaine Bonneleau, à Beauvais (Oise). — Eaux ferrugineuses, digestives. — Appauvrissement du sang, anémie, chlorose.

Forges-les-Bains (Seine-et-Oise). — Eaux

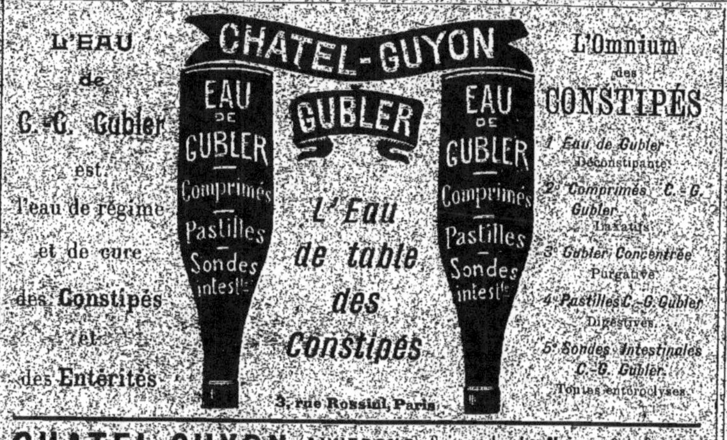

Enghien-les-Bains (Seine-et-Oise). — Climat salubre. — Eaux sulfurées calciques, froides. — Affections catarrhales de toute nature, et particulièrement du larynx et des bronches; eczéma, impétigo, acné, pityriasis-lichen, rhumatismes, engorgements articulaires, leucorrhée. — Chemin de fer du Nord de Paris à Enghien (12 kil.) en 18 minutes.

Evaux (Creuse). — Climat de montagnes. — Eaux sulfatées sodiques. — Catarrhe bronchique et laryngites catarrhales; affections nerveuses, gravelle, tumeurs blanches, dermatoses de nature dartreuse. — Chemin de fer d'Orléans, par Montluçon, jusqu'à Evaux.

Évian-les-Bains (Haute-Savoie). — Climat exceptionnellement salubre et tempéré. — Eaux bicarbonatées mixtes, athermales. — Affections calculeuses, maladies de l'estomac et des

carbonatées sodiques froides. — Chlorose, anémie, scrofules. — Chemin de fer de l'Ouest jusqu'à Lamours.

Forges-les-Eaux (Seine-Inférieure). — Climat assez doux mais pluvieux, variations de température. — Eaux ferrugineuses (ténatées froides). — Chlorose, anémie, dyspepsie, diarrhées séreuses par inertie de l'intestin. — Chemin de fer de l'Ouest (Saint-Lazare).

Gréoux (Basses-Alpes). — Climat d'une égale et grande douceur. — Eaux sulfurées calciques, et chlorurées sodiques chaudes. — Rhumatismes, maladies de la peau, affections utérines, paralysies essentielles, certaines névralgies, lésions du tissu osseux, anciennes fractures, tumeurs blanches, caries, nécroses, syphilis ancienne. — Chemin de fer de Lyon, jusqu'à Manosque.

STATIONS THERMALES ET MINÉRALES

Lacaune (Tarn). — Climat de montagnes d'une douceur égale. — Eau bicarbonatée calcique et ferrugineuse, carbonique, forte, athermale : Anémie, chlorose, dyspepsie; dermatoses, diathèse scrofuleuse, névralgies rhumatismales. — Vieilles plaies, ulcères chroniques, engorgements atoniques de l'utérus. — Chemins de fer d'Orléans et du Midi, par Limoges jusqu'à Castres.

Lamalou (Hérault). — Climat doux et tempéré. — Eaux bicarbonatées sodiques, ferrocrénatées et arsenicales. — Rhumatismes articulaires aigus ou chroniques, névralgies rebelles, chorées, hémiplégies, paraplégies de natures diverses, ataxie locomotrice, maladies de la moelle épinière, chlorose, anémie, maladies urinaires. — Chemins de fer P.-L.-M et du Midi par Bédarieux et Lamalou.

Lamotte-les-Bains (Isère). — Climat sec, étés magnifiques, mais soumis à de brusques variations de température. — Eaux chlorurées sodiques moyennes et hyperthermales. — Chemin de fer de Lyon, par Dijon et Grenoble jusqu'à La Motte-les-Bains.

La Mouillère-Besançon (Doubs). — Climat tempéré, d'une assez grande constance. Eaux chlorurées sodiques fortes et bromo-iodurées. — Scrofules, lymphatisme, maladies de la peau, chloro-anémies, maladies des femmes, affections osseuses, maladies nerveuses. — Chemin de fer P.-L.-M. par Dijon et Dôle, jusqu'à Besançon.

Luxeuil (Haute-Saône). — Climat assez doux et peu variable. — Eaux chlorurées sodiques, et ferrugineuses manganésiennes. — Névrose, rhumatismes, anémie, chlorose, maladies des femmes, affections utérines, stérilité, débilité des enfants, goutte, dyspepsie. — Chemin de fer de l'Est, par Lure, jusqu'à Luxeuil.

Martigny-les-Bains (Vosges). — Eaux sulfatées calciques froides. — Goutte, gravelle, coliques néphrétiques, maladie des organes génito-urinaires, calculs biliaires, engorgements du foie. — Chemin de fer de l'Est, par Chaumont-Chalindrey-Mirecourt, et Martigny-les-Bains.

Mont-Dore (Puy-de-Dôme). — Station la plus élevée de France (1050 m.). Eaux bicarbonatées, sodiques, ferrugineuses, arsenicales et siliceuses. Souveraines dans les affections des voies respiratoires et dans les affections rhumatismales. Chemins de fer d'Orléans.

Montmirail-les-Bains (Vaucluse). — Climat salubre, tempéré et agréable. Eaux sulfatées sodiques magnésiennes froides, source saline purgative, dite Eau verte. — Traitement spécial purgatif; Eaux sulfurées calciques. — Affections de la peau, catarrhales, etc. — Eaux ferrugineuses. — Anémie, chlorose, épuisement; affections des voies respiratoires, manifestations lymphatiques et rhumatismales. — Chemin de fer de Lyon jusqu'à Orange.

Néris (Allier). — Climat salubre, chaleur tempérée. — Eaux bicarbonatées sodiques. — Maladies nerveuses, névralgies, hystérie, chorée, affections rhumatismales, maladies utérines, affections cutanées de nature dartreuse. — Chemin de fer d'Orléans jusqu'à Chamblet-Néris.

Pierrefonds (Oise). — Climat assez froid, variable et humide. — Eaux sulfurées calciques ferrugineuses, froides. — Maladies de la peau, affections des muqueuses, maladies de poitrine, catarrhe chronique du larynx et des bronches. — Chemin de fer du Nord ligne de Paris à Compiègne et Villers-Cotterets.

Plombières (Vosges). — Climat fort inégal. — Eaux silicatées sodiques. — Gastralgies, dyspepsies, affections de la matrice, névroses, névralgies sciatiques ou faciales, rhumatismes nerveux, paralysies, fièvres intermittentes rebelles. — Chemin de fer de l'Est, par Troyes, Chaumont et Plombières.

Pougues (Nièvre). — Climat salubre, doux et constant. — Eaux bicarbonatées calciques, magnésiennes, froides. — Diathèse urique, gastralgie, dyspepsie, catarrhe intestinal, gravelle, catarrhes vésicaux. — Chemin de fer de Lyon (ligne du Bourbonnais) jusqu'à Pougues.

Preste (La) (Pyrénées-Orientales). — Climat de montagnes excellent. — Eaux alcalines sulfurées sodiques, thermales. — Catarrhes douloureux de la vessie, néphrite chronique, catarrhe pulmonaire, dermatoses sèches, rhumatismes, etc. — Chemins de fer d'Orléans et du Midi, par Bordeaux, jusqu'à Perpignan.

Provins (Seine-et-Marne). — Eaux ferrugineuses bicarbonatées, froides. — Atonie, chlorose, dyspepsie, leucorrhée. — Chemin de fer de l'Est.

Royat (Puy-de-Dôme). — Climat d'une égale douceur, température constante. — Eaux bicarbonatées, sodiques, chlorurées, ferrugineuses et arsenicales. — Affections nerveuses et utérines, chlorose, anémie, gastralgies, dyspepsies, maladies cutanées et des voies respiratoires, rhumatismes, goutte (source Saint-Marc, surnommée Fontaine des goutteux). — Chemins de fer P.-L.-M. et d'Orléans, par Clermont-Ferrand, jusqu'à Royat.

STATIONS THERMALES ET MINÉRALES

Sail-les-Bains (lez-Chateau-Morand) (Loire). — Climat doux d'une assez grande constance. — Eaux bicarbonatées mixtes, silicatées alcalines. — Vices de sang, dartres, affections utérines, goutte, rhumatismes, maladies du lobe, de la vessie, névralgies. Action digestive, dépurative et cicatrisante. — Chemin de fer de Lyon par Saint-Germain-des-Fossés, jusqu'à Saint-Martin d'Estreaux.

Sail-sous-Couzan (Loire). — Climat tempéré et agréable. — Eaux bicarbonatées sodiques, ferrugineuses froides, silicatées alcalines. — Dyspepsies, gastralgies, névroses, maladies des femmes, du foie, de la vessie, chloro-anémie, etc. — Chemin de fer de Lyon, par Nevers et Clermont-Ferrand.

Saint-Alban (Loire). — Climat de montagnes, fréquentes variations de température. — Eaux bicarbonatées, sodiques, ferrugineuses et gazeuses, froides. — Maladies du tube digestif, vessie, goutte, chlorose, anémie, diabète, maladies de la peau. — Traitement par le gaz acide carbonique : maladies des yeux, des fosses nasales, du larynx, des voies respiratoires profondes, de l'utérus, de la vessie. — Chemin de fer de Lyon, par le Bourbonnais, Nevers et Moulins, jusqu'à Roanne.

Saint-Amand (Nord). — Eaux sulfatées calciques. — Atrophie des membres, ataxie locomotrice, goutte, coxalgies, rétractions musculaires, foulures, raideurs des articulations, paraplégies, rhumatismes chroniques et rebelles, engorgements du foie. — Chemin de fer du Nord, par Valenciennes.

Saint-Christau (Basses-Pyrénées). — Climat doux, constant, exempt de brouillards. — Eaux bicarbonatées, ferrugineuses et cuivreuses. — Lymphatisme, scrofule, angine granuleuse, surdité, maladie des fosses nasales, chlorose. — Chemins de fer d'Orléans et du Midi, par Orléans, Bordeaux, Dax, jusqu'à Oloron.

Saint-Galmier (Loire). — Eaux bicarbonatées calciques gazeuses froides. — Dyspepsie, inappétence des convalescents, embarras gastriques.

Saint-Gervais (Haute-Savoie). — Climat de montagnes. — Eaux chlorurées sulfatées. — Dermatoses subaiguës ; affections du tube digestif, utérines, de la peau ; scrofules, etc. — Chemin de fer de Lyon, par Genève, Cluses. Station du Fayet-Saint-Gervais.

Saint-Honoré-les-Bains (Nièvre). — Climat d'une douceur et d'une constance relatives, printemps pluvieux, belle saison d'automne. — Eaux sulfurées calciques arsenicales tièdes. — Laryngites, pharyngites, pneumonies, asthmes, catarrhes pulmonaires, affections de la peau. — Chemin de fer de Lyon par Moulins jusqu'à Vandenesse.

Saint-Laurent-les-Bains (Ardèche). — Eaux bicarbonatées, sodiques. — Rhumatismes, névralgies, scrofules, plaies d'armes à feu. — Chemin de fer de Lyon par Saint-Germain-des-Fossés jusqu'à la Bastide.

Saint-Nectaire (Puy-de-Dôme). — Climat assez rude. — Eaux chlorurées bicarbonatées sodiques, et carboniques moyennes ou fortes, très chaudes et froides. — Diabète, néphrite albuminurique, chlorose, anémie, lymphatisme, scrofules. — Leucorrhée, affections utérines, engorgements du foie et de la rate, scrofules, névralgies, rhumatismes, catarrhes gastriques, maladies des femmes et des enfants. — Chemin de fer P.-L.-M. jusqu'à Coudes.

Saint-Sauveur (Hautes-Pyrénées). — Climat de montagnes, variation de température peu prononcée. — Eaux sulfurées sodiques, thermales. — Affections utérines, maladies nerveuses, catarrhe vésical. Eaux douces, sédatives, hyposthénisantes, agissant principalement contre l'éréthisme nerveux. — Chemins de fer d'Orléans et du Midi jusqu'à Pierrefitte.

Salies-de-Béarn (Basses-Pyrénées). — Climat tempéré et particulièrement sédatif. — Eaux chlorurées sodiques bromo-iodurées. — Eaux mères. — Maladies de la peau, affections scrofuleuses du système lymphatique, maladies des os, épanchements articulaires, nécroses, caries, abcès froids, névroses, etc. — Eaux bicarbonatées chlorurées. — Scrofules, lymphatisme, dyspepsie, gastralgie, gravelle, goutte, rhumatismes, affections nerveuses. — Chemins de fer d'Orléans et du Midi.

Salins (Jura). — Climat de montagnes tempéré. — Eaux bromo-chlorurées sodiques. — Toutes les affections qui dépendent de la scrofule ou du tempérament lymphatique : anémie, convalescences, rhumatismes, stérilité. — Chemin de fer de Lyon par Dijon et Dôle jusqu'à Salins.

Salins-Moutiers (Savoie). — Climat de montagnes, vent du nord. — Eaux chlorurées sodiques gazeuses fortes, hyperthermales. — Lymphatisme, scrofules, anémie, ulcères atoniques, carie, incontinence d'urine, spermatorrhée, tumeurs blanches, plaies d'armes à feu, rhumatismes, paralysies, fibromes utérins, stérilité, débilité générale des enfants et des femmes. — Chemin de fer de Lyon, par Dijon et Chambéry, jusqu'à Moutiers, et tramway électrique.

Santenay (Côte-d'Or). — Eau chlorurée sodique, froide, dite *Fontaine salée*. — Dyspepsie, engorgements de la rate et du foie, gravelle, fièvres intermittentes, cachexie, chlorose, scrofules. Action purgative et reconstituante. — Chemin de fer P.-L.-M.

Sermaize (Marne). — Eau bicarbonatée sulfatée et ferrugineuse faible, froide. — Gravelle, calculs hépathiques, chlorose, dyspepsies et gastralgies, engorgements abdominaux, affections des voies urinaires. — Chemin de fer de l'Est.

Uriage (Isère). — Climat de montagnes. — Eaux chlorurées sulfurées et crénatées ferrugineuses arsenicales. — Affections cutanées, paraplégies essentielles, lymphatisme, scrofules, affections nerveuses, certaines affections des yeux. — Chemin de fer de Lyon, par Grenoble et Chambéry jusqu'à Gières; station de tramway électrique.

Ussat (Ariège). — Eaux bicarbonatées calciques, thermales. — Affections nerveuses, maladies de l'utérus et annexes, stérilité, atonies organiques; hyperesthésies de la peau, paralysies, chorée. — Chemins de fer d'Orléans et du Midi, par Bordeaux, Foix, jusqu'à Ussat.

Vals (Ardèche). — Climat constant et d'une incomparable douceur. — Eaux bicarbonatées sodiques ferrugineuses. — Affections des voies digestives; maladie du foie, des reins et de la vessie; gravelle, diabète, chloro-anémie. — Chemin de fer P.-L.-M. jusqu'à Vals-les-Bains.

Vernet-Prades (Ardèche). — Eau bicarbonatée sodique, ferrugineuse et arsenicale. — Dyspepsie, gastralgie, diarrhée chronique.

Vernet (Le) (Pyrénées-Orientales). — Climat remarquable par sa beauté et sa douceur. — Eaux sulfurées sodiques, thermales. — Maladies de la peau, affections des poumons, catarrhes, maladies des voies urinaires et des voies digestives, douleurs rhumatismales, blessures. — Chemins de fer d'Orléans et du Midi par Limoges ou par Bordeaux jusqu'à Villefranche.

Vichy (Allier). — Climat tempéré. — Eaux bicarbonatées sodiques presque pures ou ferrugineuses, froides, tièdes ou chaudes. — Maladies des voies digestives, du foie, catarrhe vésical, gravelle et calculs urinaires, goutte, rhumatismes, diabète sucré, albuminurie. — Chemin de fer de P.-L.-M.

Vic-sur-Cère (Cantal). — Eaux ferrugineuses bicarbonatées gazeuses froides. — Anémie, chlorose, maladies du foie et du cœur, fièvres intermittentes, rebelles, embarras saburraux, affections génito-urinaires ou calculeuses, écoulements chroniques. — Chemins de fer de Lyon et d'Orléans par Nevers, Clermont-Ferrand, Arvant et Vic-sur-Cère.

Vittel (Vosges). — Eaux bicarbonatées, froides. — Goutte, gravelle, affections des voies urinaires, catarrhe vésical, dyspepsies, maladies calculeuses du foie, etc. Action purgative. — Chemin de fer de l'Est.

INDEX ALPHABÉTIQUE DES MATIÈRES

PARIS

IMPRIMERIE DE J. DUMOULIN

5, RUE DES GRANDS-AUGUSTINS, 5